Hans Georg Brecklinghaus

Handbuch für
STRUKTURELLE INTEGRATION
Band 6

PSYCHOLOGIE

Lebenshaus Verlag

ISBN 978-3-9823709-5-8

Lebenshaus Verlag, Freiburg i. Br.
Herstellung: Books on Demand GmbH, Norderstedt

ÜBER DEN AUTOR

Hans Georg Brecklinghaus (Dipl.Päd.)

Certified Advanced Rolfer ® und Rolf Movement™ Practitioner. Praktiziert Rolfing ® - Strukturelle Integration seit 41 Jahren in eigener Praxis in Freiburg i.Br. und Karlsruhe. Zusatzausbildungen in Craniosacraler Therapie, Viszeraler Manipulation und Fortbildung in Somatic Experiencing (Trauma-Arbeit nach Dr. Peter Levine). Langjährige Lehrtätigkeit. Autor verschiedener Aufsätze in Fachzeitschriften und mehrerer Bücher.

Anschrift:
Stadtstraße 9 a
D - 79104 Freiburg
Tel.: 0761 / 42793
hgbreck@gmx.net
www.rolfing-praxis.de

Inhalt

Vorwort

Das *Handbuch für Strukturelle Integration (SI)* ist bestimmt für *Strukturelle Integratoren*, d.h. für alle Praktizierenden der Methode, die von Dr. Ida Rolf entwickelt worden ist.

Auf ca. 8 Bände angelegt, umfasst es die unterschiedlichsten Themen: das Paradigma und die Prämissen von SI; Wahrnehmen von Struktur- und Bewegungsmustern; Prinzipien, Strategien und Techniken; Berührungsqualitäten; die 10 Grundsitzungen nach Dr. Ida Rolf; Bewegungsschulung usw.

Bislang waren erschienen die Bände 1-5. Der vorliegende sechste Band umfasst die psychologischen Aspekte der Strukturellen Integration und des Umgangs mit Klient(inn)en.

Die Inhalte des Bandes sind nicht linear angeordnet. Deshalb kann jedes Kapitel für sich gelesen werden, auch wenn natürlich vielfältige Zusammenhänge zwischen den Kapiteln bestehen.

Das Handbuch basiert auf im Laufe von Jahrzehnten gesammelten Erfahrungen, ergänzt durch das Wissen anderer Kolleg(inn)en und durch diverse andere Quellen. Die Themen sind nicht erschöpfend abgehandelt, sicherlich finden sich auch Irrtümer. Darüber hinaus handelt es sich um eine Momentaufnahme, da sich unser Wissen und Können ständig weiterentwickeln.

Das Handbuch ist kein Lehrbuch im klassischen Sinne, sondern eine Art Arbeits- und Nachschlagebuch. Davon ist auch der inhaltliche Aufbau bestimmt. Die Themen so angeordnet, dass sie unter Benutzung der Inhaltsverzeichnisse und der Querverweise schnell auffindbar sind. Außerdem habe ich manchmal Wiederholungen in Kauf genommen, damit man nicht ständig hin und her blättern muss.

Es ist leider nicht zu vermeiden, dass mancher Begriff oder praktische Hinweis einigen Leser(inne)n zunächst unklar bleiben wird, weil das nötige Zusatzwissen in anderen Bänden enthalten ist. Natürlich bestimmt auch der individuelle Erfahrungs- bzw. Wissenshorizont des einzelnen Lesers die Verwertbarkeit des Gebotenen mit.

Ich verwende im Buch häufig den Begriff Leib statt den Begriff Körper. Das Wort Leib stammt vom altgermanischen Wort *Lib* ab. Im hochdeutschen Wort „lebhaft" das von dem altgermanischen *libhaft* stammt, ist noch erkennbar, dass der Leib der *lebendige* Körper ist. Im englischen Wort *life* = „Leben" ist ebenfalls noch die Herkunft vom altgermanischen *Lib* erkennbar. Besonders dort, wo etablierte Fachausdrücke in Verbindung mit dem Körper-Begriff vorkommen – z.B. *Körperschema, Körpersprache* und *Körperstruktur* – wurde keine Veränderung vorgenommen.

Um den Textfluss nicht unnötig durch umständliche Formulierungen zu stören, werden Personenbezeichnungen im Buch wahlweise mal weiblich, mal männlich verwendet. Wenn nicht offensichtlich ein bestimmtes Geschlecht gemeint ist, geht es also immer um beide bzw. diverse Geschlechter.

Freiburg, den 1. Januar 2024

Hans Georg Brecklinghaus

Einführung

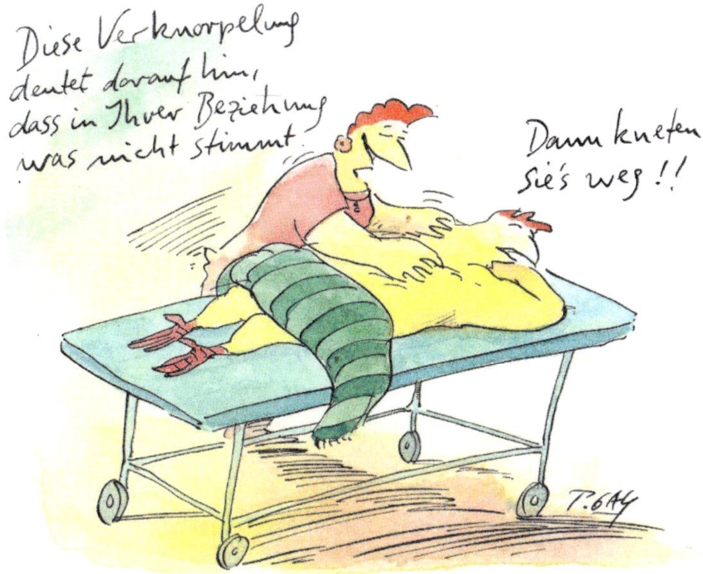

Abb. 0.1 *© Peter Gaymann*

Die Strukturelle Integration versteht sich als ganzheitliche Methode. Dies bedeutet unter anderem, dass die Praktizierenden im Bewusstsein handeln, nicht nur mit den leiblichen, sondern auch mit den seelisch-geistigen Anteilen eines Menschen umzugehen.

Denn Körperstruktur und Bewegungsmuster eines Menschen sind immer auch Ausdruck der seelischen Persönlichkeitsebene. Das äußert sich im günstigen Fall dadurch, dass Entwicklungsschritte auf der seelischen Ebene helfen können, strukturelle und bewegungsbezogene Ziele zu erreichen. Das bedeutet allerdings auch, dass seelische Hindernisse im ungünstigen Fall eine positive Veränderung von Struktur und Bewegungsqualität beeinträchtigen oder sogar verhindern können.

Hinzu kommt, dass sowohl auf Seiten der SI praktizierenden Person wie auf Seiten des Klienten seelische Faktoren eine erhebliche Rolle spielen. Das Arbeitsteam, das beide bilden, hat darüber hinaus systemische psychologische Eigenschaften.

Schon aus diesen grundsätzlichen Erwägungen heraus ergibt sich die Notwendigkeit, seelische Voraussetzungen und Prozesse angemessen zu berücksichtigen.

Dies wird in der Praxis spätestens dann klar,

- wenn der Klient Erwartungen an den Prozess der Strukturellen Integration äußert wie Stärkung des Selbstbewusstseins, Erreichen von mehr Präsenz, Steigerung der körperlichen Attraktivität, mehr persönliche Flexibilität usw.
- wenn hinter somatischen Anliegen – bewusst oder unbewusst – implizite seelische Motive stehen. Das Streben nach mehr sportlicher Leistung als vordergründiges Motiv ist unter Umständen dem Versuch geschuldet, auf diese Weise Minderwertigkeitsgefühle zu kompensieren.
- wenn der Praktizierende den Klienten am Beginn einer Sitzung frägt, wie es ihm nach der letzten Sitzung ergangen sei, was er wahrgenommen und erlebt hat, und der Klient von seelischen an sich erfreulichen Veränderungen berichtet, mit denen er aber nicht so ohne weiteres klarkommt. So kann jemand, der nun mehr als gewohnt Aggressionen zu zeigen gelernt hat, sein eigenes Selbstbild als friedlicher Mensch gefährdet sehen.
- wenn seelische Hindernisse wie ein sekundärer Krankheitsgewinn oder unbewusste innere Widerstände gegen Veränderungen die Arbeit auf der leiblichen Ebene behindern;
- wenn der Praktizierende während einer Sitzung mit vegetativen, gefühlsmäßigen oder verbalen Äußerungen seelischer Natur der Klientin konfrontiert wird;
- wenn man es mit traumatisierten Menschen zu tun hat.
- wenn auf der Beziehungsebene zwischen Praktizierendem und Klienten Probleme auftreten;

Strukturelle Integration beansprucht nicht, Psychotherapie zu sein. Sie bewirkt aber erfahrungsgemäß bei vielen Menschen Veränderungen auf der seelischen Ebene. Auch deshalb ist es erforderlich, sich bestimmte Kenntnisse und Fähigkeiten anzueignen. Nämlich in Bezug auf:

- die Beziehungsebene im Allgemeinen und die Kommunikation im Besonderen,
- die Rahmenbedingungen der Arbeit mit Menschen,

- die Beziehung zwischen bestimmten Körpergegenden, strukturellen Eigenschaften sowie Bewegungsformen einerseits und bestimmten seelischen Themen andererseits,
- die Beziehung zwischen bestimmten Struktur- sowie Bewegungstypen einerseits und Persönlichkeitsmerkmalen andererseits.
- die leibliche Seite von Stress, Trauma und psychologischen Problemen,
- die Wahrnehmung und Einschätzung verschiedener Persönlichkeitsstrukturen und bestimmter seelischer Phänomene.
- verbale und nichtverbale Interventionen, die auf der vegetativen und seelischen Ebene wirksam sind.

Bereits in den bisher erschienen Handbüchern finden sich viele Aussagen zu diesen Themen. Obwohl sich in den verschiedenen Kapiteln dieses Bandes häufig Verweise dazu finden, möchte ich an dieser Stelle einen Überblick über entsprechende Kapitel/Abschnitte geben:

Handbuch 1 *Atem und Bewegung*

- Funktionen des Atmens für Leib-Seele-Geist
- Seelisch-geistige Aspekte des Atmens
- Seelisch-sozialer Kontext der Bewegungsarbeit
- Didaktik und Kommunikation in der Bewegungsarbeit
- Typen sensorischer Wahrnehmung und Raumorientierung
- Körpersprache
- Seelisch-sozialer Kontext bei der Verwirklichung der Bewegungsarbeit

Handbuch 2 *Analyse und Synthese der Körperstruktur*

- Phänomenologische, intuitive Wahrnehmung

Handbuch 3 *Manuelle Arbeitsweise und Techniken*

- Verbale Kommunikation
- Seelische und energetische Kommunikation
- Psychologische Ursachen von Schmerzen bei der Behandlung

Handbuch 4 *Paradigma und Prämissen*

- Wesensglieder des Menschen
- Veränderung als Prozess
- Physis und Psyche
- Vorgespräch und Nachgespräch

Handbuch 5 *Strukturelle Integration mit Kindern, Jugendlichen und älteren Menschen, Krankheitsbilder und Symptome*

- Seelische Gesichtspunkte der Arbeit mit Kindern und Jugendlichen
- Körpersprache von Kindern
- Altersstufen bei Kindern und Jugendlichen
- Probleme, Krankheitsbilder und Symptome bei Kindern und Jugendlichen
- Leibliche und psycho-soziale Entwicklung bei älteren Menschen
- Seelische Probleme bei älteren Menschen
- Umgang der Klientin mit Symptomen
- Weitere Gesundheitsprobleme

Entsprechend der eigenen professionellen Biografie wird jede Praktizierende mehr oder weniger tief in die praktische Umsetzung der in diesem Band gebotenen Materialien einsteigen. Nicht jeder Praktizierende kann oder will allen gegebenen Anregungen nachgehen. Auch gibt es individuelle Unterschiede bei der Bewertung des Stellenwerts psychologischer Aspekte im Rahmen Struktureller Integration. Ungeachtet dessen dürfen diese nicht vernachlässigt werden kann.

Wie im Vorwort bereits angesprochen, kann zwar jedes Kapitel dieses Bandes für sich stehen. Jedoch beziehen sich die Kapitel aufeinander, ergänzen sich zu einem Ganzen.

Beispiel: Ein Kapitel behandelt den Umgang mit Gefühlen. Gefühle sind aber selbstverständlich auch für das Kapitel über die Psychologie der Leibesregionen von Bedeutung. Ein anderes Beispiel: Für das Kapitel über „schwierige Klienten" stellt das Kapitel über die Beziehung zwischen Praktizierendem und Klient einen größeren Bezugsrahmen dar. Und ein letztes Beispiel: Das Kapitel über Trauma setzt voraus, dass man das Kapitel über die Arbeit mit dem vegetativen Nervensystem kennt.

Solche Bezüge der Kapitel untereinander werden an vielen – aber nicht allen - Stellen angegeben.

Menschenbild

1. Wahrnehmen, Empfinden, Denken, Verhalten

Um zu einem wirklichkeitsentsprechenden Menschenbild zu gelangen, empfiehlt es, sich zunächst anzuschauen, welche Bestandteile seines Erlebens und Verhaltens wir beim Menschen wahrnehmen können.

Wahrnehmung des eigenen Leibes (Interozeption)

Hier können wir unterscheiden:

- Bewegungssinn (Kinästhetik)
- Gleichgewichtssinn (Propriozeption)
- Viszerale Wahrnehmung
- Temperatur
- Herz und Atmung
- Bewegungen der Gliedmaßen

Wahrnehmung der Außenwelt (Exterozeption)

Diese erfolgt vor allem durch die klassischen Sinne: Sehen, Hören, Schmecken, Riechen und Tasten.

Über die Sinne und ihre leiblichen Empfindungen verbinden sich auf sehr komplexe Art und Weise im Menschen Außenwelt und innere Selbstwahrnehmung. Dies ist jedoch kein passiver Vorgang. Denn zum einen ist Wahrnehmung immer intentional, also auf etwas gerichtet. Zum anderen antwortet der Mensch auf seine Wahrnehmungen *aktiv* durch Empfindungen, in Form von Trieben, Lust und Unlust etc., sowie mit Leidenschaften und Gefühlen wie Freude, Traurigkeit, Liebe, Hass, Angst usw.

Gefühlsempfindungen

- Unter Gefühlen versteht man also Empfindungen als Reaktion auf einen inneren oder äußeren Impuls.
- Gefühle werden im Leib empfunden, sie sind leiblich spürbare Signale. Je intensiver Gefühle sind, desto ausgeprägter sind unsere leiblichen Reaktionen, z.B. Herzklopfen, weiche Knie, Kloß im Hals, Schmetterlinge im Bauch, rot oder blass werden.

Eine besondere, intuitive Form dieser Wahrnehmungen ist der „felt sense" (*Eugene T. Gendlin*). Es handelt sich um eine leiblich spürbare Bedeutung bzw. um ein inneres Wissen, ein ganzheitliches inneres Empfinden. Gemeint ist damit das über den Leib vermittelte Gewahrsein einer Situation, einer Person oder eines Ereignisses. Dieses Gewahrsein umfasst alles, was ein Mensch zu einem bestimmten Zeitpunkt über das betreffende Objekt fühlt und ,,weiß". Es tritt normalerweise als ein Ganzes auf, also nicht Detail für Detail.

- Häufig sind Gefühle durch Interpretationen eines Sachverhalts, einer Situation usw. gefärbt, also durch Akte des Denkens.
- Zum Thema Gefühle siehe auch S. 210 ff. (Umgang mit Gefühlen)

Denken

- Die Interpretation einer Wahrnehmung, einer Situation, eines Gefühls usw. geschieht durch das Denken.
- Das Denken als originär menschliche Fähigkeit hat verschiedene Abstraktionsebenen:

  Ausgehend von unmittelbaren Erfahrungen (präreflektiv), bei denen es noch keine Trennung von Subjekt und Objekt gibt, werden quantitatives und qualitatives Messen eingesetzt, um Ursachen und Wirkungen herauszufinden. Daraus werden bestimmte Gesetzmäßigkeiten abgeleitet. Des Weiteren werden Beziehungen zwischen verschiedenen Faktoren betrachtet. In diesem Prozess des Reflektierens entstehen ein Subjekt und ein Objekt der Erfahrung. Das Subjekt stellt sich dem Phänomen gegenüber und erforscht es.

  Der Mensch ist allerdings auch fähig, ein intuitives Denken zu entwickeln, das entweder im weiter oben erwähnten „felt sense" zum Ausdruck kommt oder durch intensive Schulung erreicht werden kann. In beiden Fällen wird die Trennung von Subjekt und Objekt aufgehoben. Diese höchste Stufe der Erkenntnis ist nicht subjektiv, sondern subjektiv und objektiv zugleich.
- Das Körperimage
  Man kann das Körperimage so charakterisieren: Im Spiegel ist der Leib nicht *direkt* sichtbar. Denn zwischen dem Leib und dem Spiegel ist derjenige, der sieht, der ein Körper-Image bildet. Es basiert auf der Biografie, auf Tabus, Idealen, Glaubenssätzen und Lebenshaltungen. Es beinhaltet die seelischen Bedeutungen,

die der Mensch seiner Wahrnehmung des eigenen Leibes gibt. Es filtert den sensorischen Input und beeinflusst damit natürlich auch Bewegung, Gestik und Mimik. So können Minderwertigkeitsgefühle in Bezug auf das eigene Aussehen eine verkrampfte Haltung und Bewegung verursachen.

- Körperschema
  Das innere Körperschema ist ein inneres Bild, eine Vorstellung über die räumlichen Beziehungen des eigenen Leibes. Es beeinflusst lokal und global die Muskelkoordination und basiert auf Wahrnehmung, d.h. auf propriozeptiven und Sinneseindrücken, die in bestimmter Weise interpretiert werden. Das Körperschema funktioniert oft unbewusst und automatisch.

Verhalten

Das Verhalten des Menschen beinhaltet:

- Gesten und Mimik
- Willkürliche Bewegung
- Autonome leibliche Bewegung (Motilität, Atmung, Blutdruck, Pupillen, viszerales Verhalten usw.)

Der *Ablauf* eines Erlebnisvorganges stellt sich meist – aber nicht immer – so dar:

Sinneswahrnehmung → Leibesempfindung → Gefühl → Gedanke → Leibesempfindung → Koppelung von Gefühl und Gedanke → Verhalten.

Zum Erfassen des Menschen gehört, dass man seine Umgebung miteinbezieht. Das bedeutet, dass seine Entwicklung nicht nur aus sich selbst heraus erfolgt, sondern dass bei dieser Wandlung auch Kräfte von außen wirken. Denn jedes Lebewesen ist – im Gegensatz zur Maschine - kein in sich abgeschlossenes, sondern ein offenes System. Es lebt in einem ständigen wechselseitigen Beziehungsgeflecht mit der Schwerkraft, mit dem Boden und dem Raum, mit seiner physischen Umwelt generell, sowie mit seinem psycho-sozialen Umfeld.

2. Wesensglieder des Menschen

Die geschilderten Facetten menschlichen Erlebens und Handelns kann man bestimmten Wesensgliedern zuordnen.

In den meisten Kulturen war und ist die Weltsicht so, dass der Mensch aus Körper, Seele und Geist besteht [Abb. 1.1]. Mit Geist war/ist gemeint, dass der Mensch einen Anteil an der geistigen Welt in sich trägt. Man könnte auch sagen, dass der Mensch in drei Welten lebt: Durch seinen Leib gehört er der Welt an, die er auch mit seinem Leibe wahrnimmt; durch seine Seele baut er sich seine eigene Welt auf; durch seinen Geist offenbart sich ihm die Welt des Geistes, welche die beiden anderen Welten umfasst.

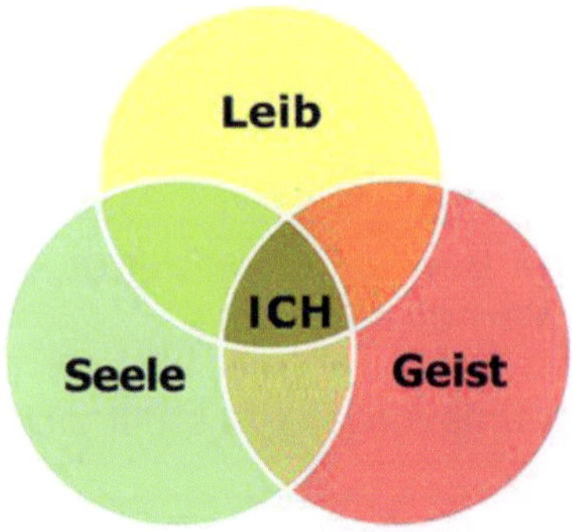

Abb. 1.1

Diese Überzeugung galt bis zum neunten Jahrhundert auch im christlichen Abendland. Dann wurde auf dem achten ökumenischen Konzil zu Konstantinopel 869 n.Chr. dekretiert, dass der Mensch nur Leib und Seele sei. Das Verständnis für die dreifache Menschenwesenheit verlor sich im Lauf des Mittelalters immer mehr. Man darf nicht vergessen, dass die Kirche damals in Fragen des Wissens dieselbe Fülle an Autorität hatte wie sie heute die Wissenschaft hatte.

In der westlichen Moderne geht man seither von dieser Unterteilung des Menschen aus. Der in Medizin und Psychologie gebräuchliche Begriff „Psychosomatik" spiegelt dies wieder. Seit dem 19.Jahrhundert gibt es jedoch darüber hinaus die Tendenz einer materialistischen Sichtweise, die versucht, den Menschen auf den Leib zu reduzieren. Bei diesem Bestreben haben wir es mit einer bestimmten Version des Monismus als Weltanschauung zu tun.

Diese möchte den entstandenen Dualismus zwischen Geist und Materie, zwischen Leib und Seele überwinden.

An dieser Stelle muss man etwas weiter ausholen:

Der Monismus ist ein philosophisches System, das - im Gegensatz zum Dualismus - alles Weltgeschehen und alle Erkenntnis auf ein einziges Grundprinzip zurückführen will. Der Dualismus hingegen geht von jeweils zwei unterschiedlichen und voneinander unabhängigen Grundelementen aus. Beide Elemente stehen häufig in einem Spannungsverhältnis oder sogar Gegensatz zueinander (bis hin zu einer Unvereinbarkeit). Der Monismus will also die Dualität/ Trennung von Körper und Seele, von Materie und Geist überwinden.

Es gibt drei Formen des Monismus (in jeweils verschiedenen Varianten):

1. Das Grundprinzip ist geistig. Alle Vorgänge und Phänomene der Welt sind auf den Geist und seine Gesetzmäßigkeiten und Verhältnisse zurückzuführen.
2. Das Grundprinzip ist materiell. Alle Vorgänge und Phänomene der Welt sind auf Materie und deren Gesetzmäßigkeiten und Verhältnisse zurückzuführen.
3. Sowohl physikalischen als auch geistigen Erscheinungen liegt ein unabhängiges drittes, fundamentaleres Prinzip zugrunde. Das Grundprinzip ist: a) weder geistig noch materiell oder b) sowohl geistig wie auch materiell.

Diese dritte Version des Monismus überwindet den Dualismus, indem sie deutlich macht, dass Geist und Materie, wie wir sie *in dieser Welt* erleben, keine voneinander unterschiedenen Substanzen sind, sondern nur verschiedene Erscheinungsformen derselben Substanz. Materie ist nichts anderes als verdichteter, verhärteter Geist. Was als sinnlich-physische Materie, als Leben und als Seelisches erscheint, das sind nur verschiedene Verwandlungsformen des Geistes.

Es ist unmöglich, Bewusstsein rein materialistisch zu erklären, ebenso wie es unmöglich ist, Materie rein geistig zu erklären. Der Materialismus kann *notwendige* materielle Bedingungen für Geistiges feststellen, etwa die Funktionsweise des Gehirns für das Denken. Diese Bedingungen sind aber keine *hinreichenden* Bedingungen. Denn das Gehirn denkt nicht aus sich heraus, sondern benötigt den Geist. Umgekehrt kann man den Geist zwar als *notwendige* Bedingung für das Denken benennen. Man kann aber die Funktionsweise des Gehirns als *notwendige* Bedingung für das Denken nicht ignorieren. Beide Erklärungen für das Denkvermögen haben ihre Berechtigung, solange sie das Gebiet ihrer jeweiligen Kompetenz nicht überschreiten.

In der Community der Strukturellen Integration wird zwar mehrheitlich ein ganzheitlich-monistisches Menschenbild dem dualistischen vorgezogen. Dennoch ist die Sichtweise durchaus nicht einheitlich. Alle drei Varianten des Monismus sind vertreten. Die diesbezüglichen Vorstellungen sind jedoch überwiegend diffus. Der Grund dafür liegt darin, dass in vielen Darstellungen nicht klar wird, welche Variante denn nun gemeint ist.

Wenn man auf der Grundlage der oben geschilderten dritten Version des Monismus die verschiedenen Aspekte menschlichen Erlebens und Verhaltens in eine ordnende Übersicht bringen möchte, bietet sich eine Gliederung des menschlichen Wesens in vier Teile an [Abb. 1.2]. Diese Wesensglieder sind:

1. Die materiell-biochemischen Substanzen (physische Ebene, Körper).

   Sie sind der materielle Träger des Lebendigen. Für das Leben stellen sie eine notwendige, aber nicht hinreichende Bedingung dar. Denn erstirbt das Leben, so zerfallen die Substanzen, die Bewegung erstirbt.

2. Die Lebenskräfte (als Quelle aller sich in der Zeit entwickelnden Lebensvorgänge).

   Für das Seelische stellen sie eine notwendige, aber nicht hinreichende Bedingung dar. Denn auch Pflanzen leben und bewegen sich, haben aber keine seelischen Eigenschaften.

3. Das Seelische (Fühlen, Wollen)

   Für das Ich, für den Geist eines Individuums stellt es eine notwendige, aber nicht hinreichende Bedingung dar. Denn auch ein Tier hat diese seelischen Eigenschaften, ist aber nicht einzigartig und hat kein denkendes Ich-Bewusstsein.

4. Die geistige Ich-Organisation

   Im Gegensatz zum Tier besitzt der Mensch ein Zentrum, von dem aus er seine leiblichen Empfindungen und seelischen Eindrücke auf einen Kern eigener Identität zu beziehen vermag, nämlich auf sein persönliches Ich. Charakteristisch für das Ich ist seine Fähigkeit, Denken und Selbst-Bewusstsein zu entwickeln. Es ist in der Lage, seine Aufmerksamkeit auf die innere Entwicklung (Individuation) zu richten.

Das Ich des Menschen lebt in Leib, Seele und Geist und stellt die geistige Quelle der individuellen leiblichen, seelischen und mentalen Identität dar. Das Ich wird als individualisierter Geist verstanden. Seine Quellen liegen dementsprechend in der geistigen Welt.

Kennzeichnend für die komplexe Organisation Mensch ist also das Auftauchen von qualitativ neuen Eigenschaften auf der jeweils höheren Ebene. Diese können, wie geschildert, aus den Eigenschaften der jeweils tieferen Ebene nicht abgeleitet werden. Die tieferen Ebenen sind im doppelten Wortsinn in den höheren Ebenen aufgehoben.

Die höheren Glieder durchdringen die unteren: Der Geist durchdringt alle anderen Glieder, die Seele durchdringt die Lebenskräfte und den physischen Körper, die Lebenskräfte durchdringen den physischen Körper.

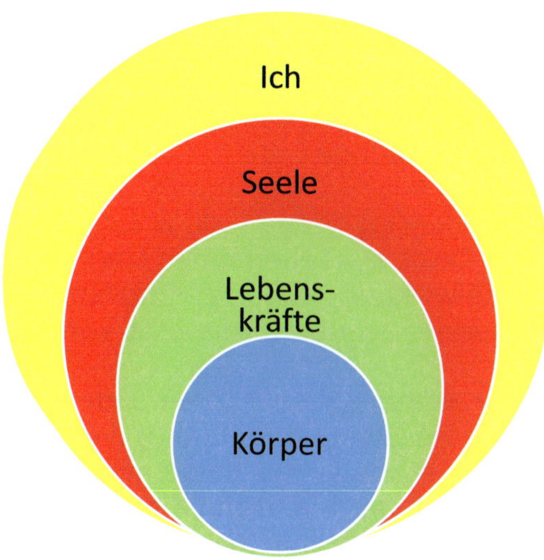

Abb. 1.2

Beispiel: Die Seele hat ein natürliches Bedürfnis, sich auszudrücken, sich zu zeigen, sich mitzuteilen. Dies tut sie mit Hilfe des Leibes, bewusst vor allem durch Sprache und Bewegung, in Handlungen; unbewusst in den unwillkürlichen Bewegungen und organischen Vorgängen, etwa in der Atmung, im Herzschlag, im Blutdruck, in der Darmperistaltik usw.

Die Wesensglieder existieren also nicht isoliert voneinander, sondern in einer stetigen Wechselwirkung zueinander. Beispiele:

- Die Seele eine Mittelstellung nimmt zwischen Leib und Geist ein. Durch diese Mittelstellung kann sie in ihren Ausdrucksformen nicht nur auf den Leib, sondern auch auf die geistigen Fähigkeiten des Ich zurückgreifen, sich durch sie zeigen; dies geschieht beispielsweise in einer Veränderung von Urteilen, Motiven und Wertsetzungen im Lauf des Lebens. Umgekehrt prägt das Ich als individualisierter Geist die Seele und ihre Ausdrucks- und Verwirklichungsformen in Erleben und Verhalten.
- Wendungen wie „erfassen", „begreifen" und „Begriff", „verstehen", „auf den Grund gehen" usw. deuten darauf hin, dass das Denken viel damit zu tun hat, dass man sich mit dem zu Begreifenden leiblich verbindet. Und wenn ich etwas mit dem Leib berühre, berührt es auch meine Seele und meinen Geist.
- Die leiblichen Empfindungen, die durch äußere Sinnesreize (Sehen, Hören, Schmecken usw.) und innere Sinnesreize (Gleichgewichtssinn, Bewegungssinn, Tastsinn usw.) ausgelöst werden, lösen seelische Empfindungen aus.

Dabei darf nicht vergessen werden, dass die Beziehungen zwischen Körper, Seele und Geist als Teilen eines Ganzen sich nicht erst sekundär als Wechselwirkung von ursprünglich Isoliertem ergeben, sondern Ausdruck einer primären Identität von allem sind.

Das Verhältnis der Wesensglieder zueinander darf aber nicht nur *„räumlich"* gesehen werden in dem Sinne, dass z.B. die Seele etwas im Leib und der Leib etwas in der Seele bewirkt. Vielmehr muss es auch *zeitlich* aufgefasst werden. Denn die Wesensanteile entwickeln sich nicht gleichzeitig, sondern in verschiedenen Lebensabschnitten (Kindheits-, Jugend-, Erwachsenen-, Altersphase), haben in diesen unterschiedlichen Lebensphasen unterschiedliche Aufgaben und wirken daher in diesen Phasen unterschiedlich aufeinander ein. Beispiele:

- In der Kindheit arbeiten die Lebenskräfte überwiegend an der Entwicklung der Lebenskräfte, in der Jugend überwiegend an seelischen Fähigkeiten.
- Die Seele bringt das Ich schrittweise hervor, beginnend mit etwa 3 Jahren. Erst dann beginnt das Kind Ich zu sich zu sagen.
- Das Ich sieht sich im Erwachsenenalter anderen Herausforderungen und Aufgaben gegenüber als im Alter.

Der psychologische Stellenwert der Faszien

1. Das vegetative sowie das enterische Nervensystem und die Faszien

Das vegetative, autonome Nervensystem (ANS)

Das vegetative Nervensystem spielt eine erhebliche physiologische Rolle, wenn es um psychosomatische Abläufe und Zustände beim Menschen geht (siehe S. 148 ff.). Der Sympathikus-Anteil des Autonomen Nervensystems ist für Anspannung und Erregung zuständig, der Parasympathikus-Anteil für Entspannung und Beruhigung. Das Autonome Nervensystemsteht in bidirektionaler Verbindung mit dem Zentralen Nervensystem.

Das Zentrum des Sympathikus befindet sich im hinteren Teil des Hypothalamus (Zwischenhirn). Austrittsstellen der sympathischen Nerven sind HWS, BWS und LWS.

Der Sympathikus, beeinflusst das Immunsystem, die Atmung, den Herzschlag, die Verdauung und die Steifheit von Faszien (letzteres via Myofibroblasten, die als Zellen eine Zwischenform von glatten Muskelzellen und Bindegewebszellen darstellen). *(Bhowmick et al.*, J Leukoc Biol 86, 2009)

Leibesgegenden, bei denen ein besonders starker Einfluss des Sympathikus auf Dermatome (Hautbereiche), Myotome (Muskelsegmente) und Fasziatome (Faszienabschnitte) besteht, sind der Hinterkopf, der Nacken, der Rücken und der Iliosakralbereich. Auch das Periost hat eine starke sympathische Innervation. (*Gajda et al.*, Folia Histochem Cytobiol 42, 2004).

Das Zentrum des Parasympathikus befindet sich im vorderen Teil des Hypothalamus (Zwischenhirn). Austrittsstellen der parasympathischen Nerven sind Occiput und Sacrum.

Der paarige Nervus Vagus (X. Hirnnerv) ist der größte Nerv des Parasympathikus und an der Regulation der Tätigkeit fast aller inneren Organe beteiligt. Er hat drei Plexi:

- Den Plexus Inferior Hypogastricus (urogenitales Gehirn) auf der Höhe des Schambeins

- Den Solarplexus
- Den Cardiac plexus

Die Rolle der Faszien

Bei der Betrachtung des ANS kommt den Faszien eine besondere Bedeutung zu.

Das Fasziennetzwerk ist das reichste Sinnesorgan. Mit 250 Millionen Nervenendungen besitzt es mehr Nervenendungen als die Haut oder das Auge. (*Stecco und Schleip*, Fascia in Sport and Movement, 2.Auflage)

Die Verteilung der propriozeptiven Innervation von Faszien im Leib sieht so aus, dass eine geringere Dichte in den kraftübertragenden Faszien besteht, eine hohe Dichte in den Retinacula und der superficial fascia. (*Stecco*, 2007)

Etwa 40 % der Faszieninnervierung bestehen aus sympathischen Fasern des ANS. Die Mehrzahl davon scheinen Gefäßverenger zu sein. (*Liem et altera*, Fascia in the Osteopathic Field, 2017)

Etwa 40 % der Faszieninnervierungen bestehen aus sympathischen Fasern des vegetativen Nervensystems. (*Liem et altera,* Fascia in the Osteopathic Field, 2017) Sie stehen im Zusammenhang mit Triggerpunkten und myofaszialen Schmerzsymptomen. (*Jochen Staubesand,* Freiburg 1996)

Langsame und andauernde Verspannung, ausgelöst durch emotionalen Stress, findet sich insbesondere im Perimysium. (*Bhowmick et al.*, J Leukoc Biol 86, 2009)

Der Parasympathikus innerviert und beeinflusst besonders folgende Leibesgegenden: Innenohr, Luftröhre, Bauchfell und der crurale Abschnitt des Zwerchfells.

Faszienbehandlung bewirkt Veränderungen im vegetativen Nervensystem (siehe S. 156 ff.). Innerhalb von Millisekunden wird der Sympathikus aktiviert, gefolgt von langandauernder Aktivierung des Parasympathikus. (*Terui et al.*, J Auton Nerv Syst 10/84 und *Terui et al.,* Can J Physiol Pharmacol 65/87) Das hatte schon *Ida Rolf* vermutet: „Ich glaube, es sind die mesodermalen Systeme, die den Zugang zur Kontrolle der autonomen Funktionen des Körpers ermöglichen.“ (Tonmitschnitt)

Das Unterhaut-Bindegewebe hat ein besonderes Wahrnehmungssystem für Berührungen, die Zuwendung bedeuten: Hautkontakt, Streicheln, Leibeswärme. Dieses System ist mit der Insula des Großhirns verbunden, dem physiologischen Zentrum für Bewusstsein, Empathie und Gefühle.

Die Gelenke, die nicht so sehr willentlich bewegt werden können (Handwurzelknochen, Tarsales und Metatarsales, Symphyse, Schädel, Sacrum u.a.) sind stark mit dem ANS verbunden. Man erreicht dort das limbische System (Gefühle) und das Reptilienhirn, also den physischen und den Energie-Leib balancieren.

Das enterische Nervensystem

Das enterische oder intrinsische Nervensystem im Magen-Darm-Trakt steuert die Motilität, die endo- und exokrinen Sekrete sowie die Mikrozirkulation des Magen-Darm-Traktes. Es arbeitet selbständig über die Interorezeptoren in den Faszien, aber es gibt einen gewissen Einfluss des vegetativen Nervensystems.

Es wird auch als zweites Gehirn bezeichnet und spielt für das Gefühlsleben und die Intuition eine wesentliche Rolle. Das „Bauchgefühl", also die innere Wahrnehmung von Leibesvorgängen hängt dabei vor allem von den Faszien der Eingeweide ab. Die Signale aus diesen Faszien gehen über das Rückenmark bis ins Gehirn, und zwar in die Insula des Großhirns, das mit dem Gefühl für das Selbst und für die emotionale Befindlichkeit verbunden ist.

2. Die Faszien als Spiegel der Biografie

Eine bestimmte Haltung, bestimmte Bewegungen oder Gesten haben neben leiblichen Faktoren häufig einen seelischen Hintergrund, der mit der aktuellen Situation oder einer biografischen Geschichte zusammenhängt.

Haltung und Bewegung kommen durch jeweils spezifische Spannungsverhältnisse im myofaszialen Gewebe zustande. Kurzfristig sind es die Muskeln, die durch eine allgemeine bzw. lokale Veränderung ihres Tonus auf einen momentanen seelischen Zustand, auf aktuelle Gefühle reagieren. Dauert dieser Zustand an, dann werden die entsprechenden Faszien mit ihren Spannungszuständen chronisch verkürzen und verkleben. Sie fixieren die Haltung weitgehend in bestimmten strukturellen Mustern, die nur sehr eingeschränkt kurzfristig verändert werden können.

Während also der gegebene Muskeltonus sowohl die aktuelle seelische Situation als auch die längerfristige Biografie widerspiegelt, sind die faszialen Spannungsverhältnisse eher der Lebensgeschichte zuzuordnen.

Wie wir sehen werden, ist der Zusammenhang zwischen Seelischem und Haltung/Bewegung nicht einseitig, sondern in beiden Richtungen wirksam. Denn eine veränderte Körperhaltung kann aktuelle Gefühle verändern (siehe S. 56 f.). Dabei spielt die Veränderung von Tonusverhältnissen in der Muskulatur die zentrale Rolle. Denn Faszien können ihren Spannungszustand nur eingeschränkt kurzfristig verändern.

Der psychologische Stellenwert der Muskulatur

1. Generell

- Wie im vorherigen Abschnitt über die Faszien bereits angemerkt wurde, bewirkt die *längerfristige* seelische Entwicklung chronische Veränderungen der Spannungen nicht nur in den Faszien, sondern auch beim Muskeltonus. *Wilhelm Reich* - Arzt, Psychoanalytiker und Soziologe - fand Zusammenhänge zwischen psychischen und muskulären Panzerungen. Er entwickelte die Therapiemethode der Psychoanalyse zur Charakteranalyse weiter und diese zur *Vegetotherapie*. Letztere gilt als Grundlage für verschiedene später begründete Körperpsychotherapien.
- *Moshe Feldenkrais* hat darauf hingewiesen, dass unreifes Verhalten und „negative" Gefühle verbunden sind mit einer Beugung des Körpers durch Anspannung und Verkürzung der Beugemuskeln (Flexoren).
- Die äußere Muskulatur ist eher mit dem Willen verbunden, die innere eher mit dem Erlauben/Zulassen.
- Die tonischen Muskeln (Haltemuskulatur) manifestieren mögliche seelische Konflikte eines Menschen und das Gedächtnis des Leibes in der Schwerkraft. Indem man die tonische Funktion (und damit das Stammhirn) in der Bewegungsarbeit adressiert, kann man durch die Wahrnehmung von Gewicht und Orientierung die Bewegungsqualität verbessern und auf die Seele wirken, ohne notwendigerweise die Gefühle (physiologisch: das limbische System) zu involvieren.
- Wenn ein Mensch etwas will, aber ein seelisches Hindernis besteht, äußert sich diese Einschränkung des Ausdrucks in einem Mangel an flexibler Reaktion der tonischen Muskeln, und zwar in Bezug auf den Wechsel zwischen Anspannung und Entspannung. Diese Begrenzung des Ausdrucks ist oft der tiefere Grund für unökonomische Bewegungen. Beispiel: Klinische Studien haben gezeigt, dass beim Armausstrecken die volle Projektion der Geste

in den Raum oft seelisch beeinträchtigt ist, weil (unsichtbare) Menschen (aus Vergangenheit oder Gegenwart) „im Weg stehen". (*Hubert Godard*, 1989)

- Eine allgemeine oder spezifische Hypotonie der Muskulatur kann auf die mangelhafte Fähigkeit hindeuten, Spannung aufzubauen und Angst abzuwehren.

2. Die Muskeln im Einzelnen

Das *Bodynamic Instituts Kopenhagen* (Dänemark) veröffentlichte 1991 eine empirische Studie zur psychologischen Funktion der Muskeln. Man kann darüber streiten, ob diese detaillierte Übersicht im Einzelfall immer zutreffend ist. Als Arbeitshypothese kann sie hingegen brauchbar sein. [Abb. 2.1 und 2.2]

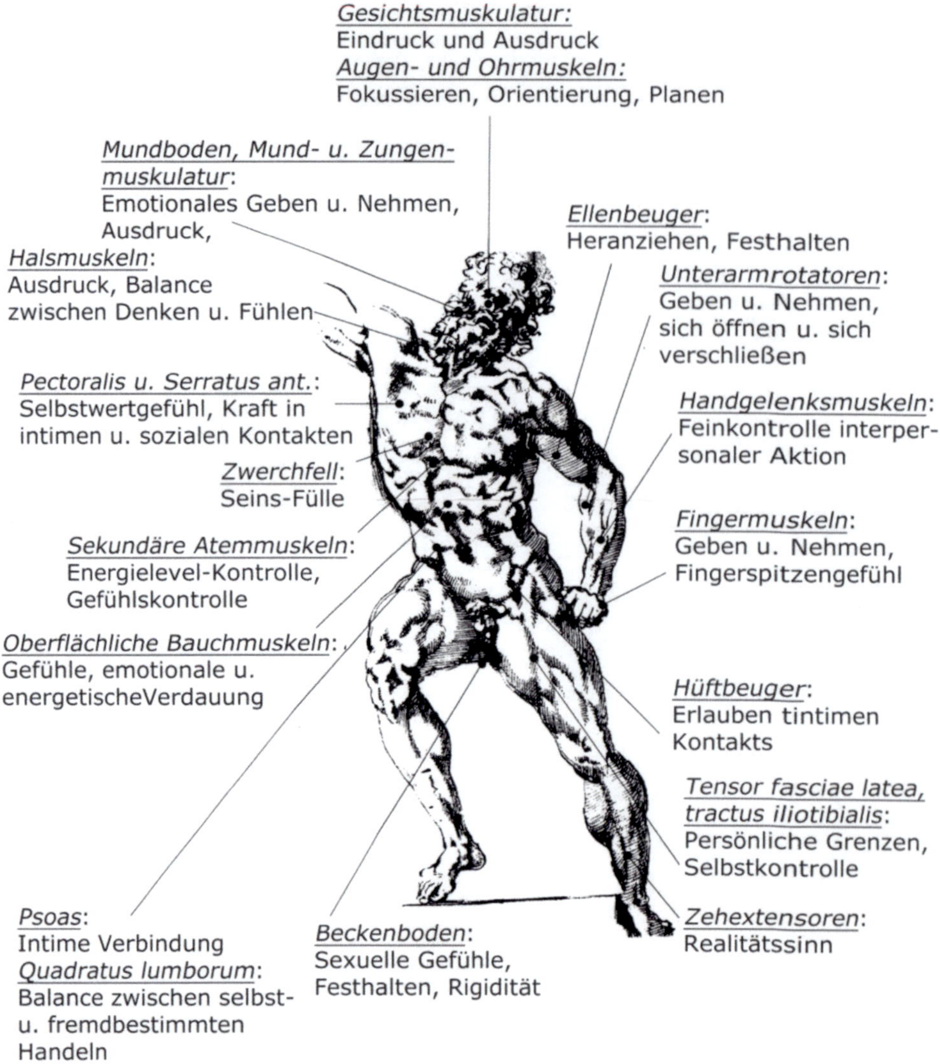

Abb. 2.1 *Verschiedene Muskeln in ihrer psychologischen Bedeutung (1)*

Spezifische Muskeln in bezug auf Trauma:
Pterygoidei, Splenius capitis u. cervicis, Sartorius, Gracilis, Plantaris, Poplitei

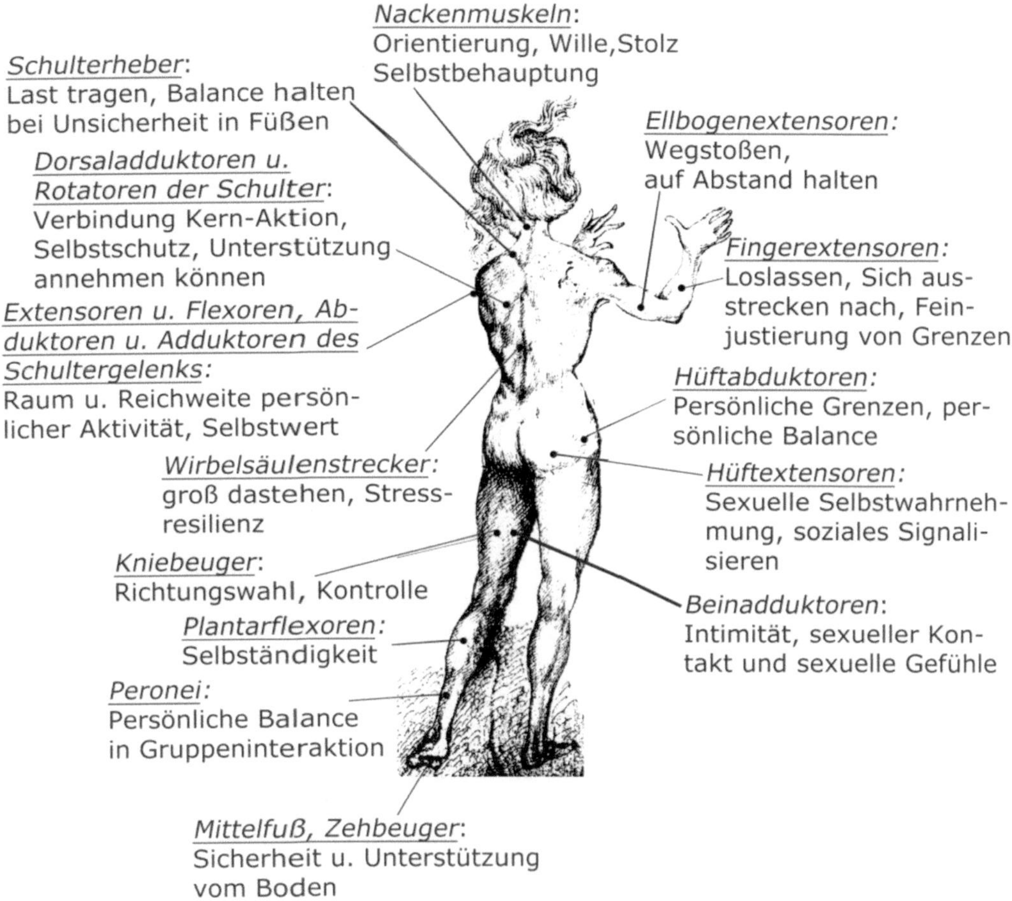

***Abb. 2.2** Verschiedene Muskeln in ihrer psychologischen Bedeutung (2)*

Die Psychologie der Leibesregionen

1. Kern und Hülle; Körperachsen

Es lassen sich fünf Komponenten der Körperstruktur unterscheiden: Axialkomplex, Schultergürtel, Beckengürtel sowie Kern und Hülle (siehe Handbuch 4, S. 84 ff.).

Diesen Komponenten kann man gewisse psycho-logische Qualitäten zuordnen.

Allerdings gibt es verschiedene Auffassungen/Versionen zur Frage, was genau mit Kern und Hülle gemeint ist.

Dies sind die Versionen für den Kern:

- Version 1: Das Viszerocranium (Gesichtsschädel) mit dem gesamten viszeralen Innenraum vom Nasen-Rachen-Raum bis zum Beckenboden.
- Version 2: Die intrinsische Muskulatur mit ihren Faszien. Als intrinsisch werden Muskeln bezeichnet, die innerhalb eines Segments wirken, eher tiefliegend und eher kurz sind (z.B. die kleinen Muskeln von Wirbel zu Wirbel, die kurzen Fingerbeuger). Die Definition von intrinsisch ist freilich etwas widersprüchlich, weil nicht alle drei Merkmale immer zugleich auftreten.
- Version 3: Die Muskeln mit ihren Faszien, die *Tom Myers* in seinem Konzept der myofaszialen Leitbahnen als „tiefe Vorderseitenlinien" und „tiefe Armlinien" beschreibt. Sie stellen den Innenraum der vertikalen Ausrichtung dar.
- Version 4: Die tonischen Muskeln (Antigravitationsmuskeln).

Dies sind die Versionen für die Hülle:

- Version 1: Extrinsische Muskeln mit ihren Faszien. Als extrinsisch werden Muskeln bezeichnet, die von einem Segment auf ein benachbartes Segment wirken, eher oberflächlich liegen und eher lang sind (z.B. M. Rectus abdominis und M. Pectoralis). Die Definition von extrinsisch ist freilich etwas widersprüchlich, weil nicht alle drei Merkmale immer zugleich auftreten.
- Version 2: Die Muskeln mit ihren Faszien, die *Tom Myers* in seinem Konzept der myofaszialen Leitbahnen als oberflächliche Rückenlinien, oberflächliche Vorderseitenlinien, laterale Linien und oberflächliche Armlinien beschreibt.

- Version 3: Die phasischen Muskeln (Muskeln für die intendierte Bewegung).

Welche Version man auch bevorzugt, man kann Kern und Hülle seelisch und spirituell gesehen wie folgt charakterisieren:

Kern

- Der Wesenskern des Ich in einer Kontinuität über Zeit und Raum hinweg.
- Das *Sein* im Hier und Jetzt.
- Der Kern ist es, wo der Mensch fühlt.
- Der Ort, von wo aus der Mensch sich orientiert.
- Erlauben als eine Art des Seins, im Gegensatz zum Wollen. Die eigene Intention (der Wille) wirkt merkwürdigerweise dann am effektivsten (und mühelosesten), wenn die Person sich wenig oder gar nicht mit ihrer Absicht identifiziert, also innerlich frei bleibt. Das Erlauben, ein weicher Wille, ist jedoch nicht gleichzusetzen mit Passivität, sondern es bedeutet ein bewusstes Teilnehmen an dem, was geschieht. Aus dem Erlauben heraus kann dann ein angemessenes Tun erfolgen.

Hülle

- Das Ego
- Die Hülle ist es, wo Gefühle manifest werden.
- Das Tun, das Handeln in der Welt.

  Wille und Tun sind auf die Wahrnehmung der Vergangenheit oder auf das Handeln für Zukünftiges ausgerichtet.

  Dabei verliert der Mensch oft den Kontakt mit der Sphäre des Seins, dem Kern. Dann gibt es keinen Handelnden mehr, der Mensch ist vermischt mit seiner Handlung, er ist seine Handlung. Dieser Mangel an Distanz zwischen dem Handelnden und der Handlung ist vor allem ein Mangel des Kontakts mit sich selbst. Im gegenwärtigen Moment selbst spürt sich das Individuum nicht und spürt nicht, dass es sich nicht spürt.

So wie die verschiedenen Komponenten kann man auch die drei Achsen der Körperstruktur differenziert nach ihrer psychologischen Konnotation befragen.

Vertikalachse (oben-unten)

Sie ist identisch mit der Komponente des inneren Kerns (siehe S.25). Ihre psychologischen Assoziationen sind daher identisch mit denen des inneren Kerns.

Hinzu kommen diese Verknüpfungen:

- Ausrichtung nach oben: Idealismus *(hoch-fliegende Pläne),* Fantasie, Ehrgeiz *(hoch hinaus wollen)*, aber auch mangelnder Realismus (*Hans-guck-in-die-Luft, fehlende Bodenhaftung)*
- Ausrichtung nach unten: Realismus *(auf dem Teppich bleiben),* Pragmatismus *(Schritt für Schritt)*, aber auch *Nieder*geschlagenheit, *Schwer*mut und Materialismus
- Spirituelle Dimensionen: Der Mensch zwischen Himmel und Erde.

Querachse (rechts-links):

die Achse der Beziehungen *(zur Seite stehen, beiderseitiges Einvernehmen, einerseits-andererseits)*

Längsachse (vorn-hinten):

die Zeitachse Vergangenheit-Gegenwart-Zukunft *(hinterherhinken, Vordenker, Stand der Dinge)*

2. Die Verortung von Gefühlen im Leib

Gefühle und leibliche Reaktionen gelten als eng verknüpft. Wut macht uns hitzköpfig, der Erfolg steigt uns zu Kopf: Wie zutreffend viele Redensarten über menschliche Gefühle sind, haben Wissenschaftler aus Finnland in einem Experiment untersucht. Menschen verorten ihre Gefühle demnach in ganz bestimmten Körperteilen – anscheinend unabhängig von ihrem kulturellen Hintergrund.

Seine Ergebnisse veröffentlichte das Team um *Lauri Nummenmaa* von der finnischen Aalto University im Fachmagazin *Proceedings* der Nationalen Akademie der Wissenschaften in den USA (PNAS). Bei insgesamt rund 700 Probanden aus Finnland, Schweden und Taiwan lösten die Forscher zunächst verschiedene Gefühle aus. Dann ließen sie die Versuchsteilnehmer auf der Silhouette eines Körpers einzeichnen, wo sie eine gesteigerte Aktivität wahrnahmen und wo diese eher schwächer geworden war.

Dabei zeigten sich deutliche Übereinstimmungen - sowohl für Basisgefühle wie Angst, Wut und Freude als auch für komplexere Empfindungen wie Liebe, Scham und Stolz:

Furcht empfanden die Probanden vor allem im Bereich des Oberkörpers, am stärksten in der Umgebung des Herzens. Ein ähnliches Muster zeigt sich bei der Wahrnehmung von Ekel, allerdings mit einem anderen Schwerpunkt in Hals und Kehlkopf. Hingegen war Freude im gesamten Leib spürbar. Bis in die Finger- und Fußspitzen empfanden die Versuchsteilnehmer erhöhte Körperfunktionen. Am stärksten waren diese im Kopf und im Brustbereich. Anders als positive Gefühle sorgten Trauer und Schwermut auch leiblich für Schwäche - insbesondere in den Gliedmaßen. Traurige Probanden berichteten zugleich von stärkeren Leibesfunktionen im Brustbereich. Zu einem ungewöhnlichen Muster führte auch die Empfindung von Liebe: Während sich Kopf, Oberkörper und Körpermitte deutlich wärmer anfühlten, blieben Beine und Füße vergleichsweise unbeeindruckt. [Abb. 3.1 und 3.2.]

Um den Einfluss von Stereotypen auf die Ergebnisse auszuschließen, erzeugten die Wissenschaftler die Gefühle auf mehreren Wegen. Sie lasen den Versuchsteilnehmern gefühlsbezogene Wörter und Kurzgeschichten vor, zeigten ihnen Filmausschnitte und konfrontierten sie mit entsprechenden Gesichtsausdrücken. Bei allen Verfahren glichen sich die Resultate deutlich.

Offenbar passt die eigene Wahrnehmung gut zu dem, was tatsächlich im Leib passiert. Wie die finnischen Wissenschaftler schreiben, gilt bei den meisten Basisgefühlen der Oberkörper als besonders aktiv, weil sich Atmung und Herzschlag verändern.

Die physischen Phänomene helfen auch, Gefühle bei Mitmenschen wahrzunehmen. Versuchspersonen konnten aus den Körperzeichnungen anderer Probanden auf einen Teil der zugrundeliegende Gefühle schließen: Ärger und Überraschung identifizierten sie besonders zuverlässig. Furcht dagegen verkannten die meisten.

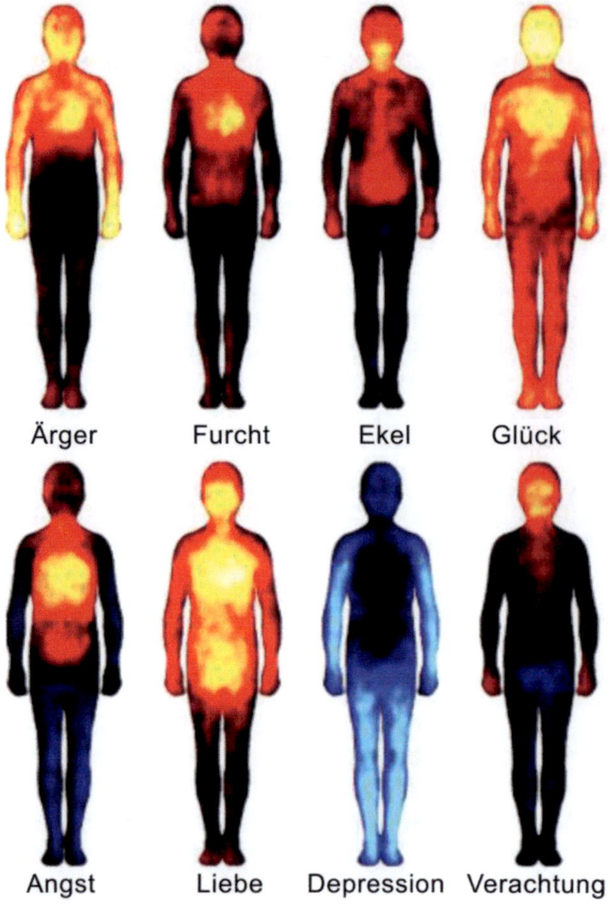

Abb. 3.1 *Körper-Kartografie der Gefühle (1)*

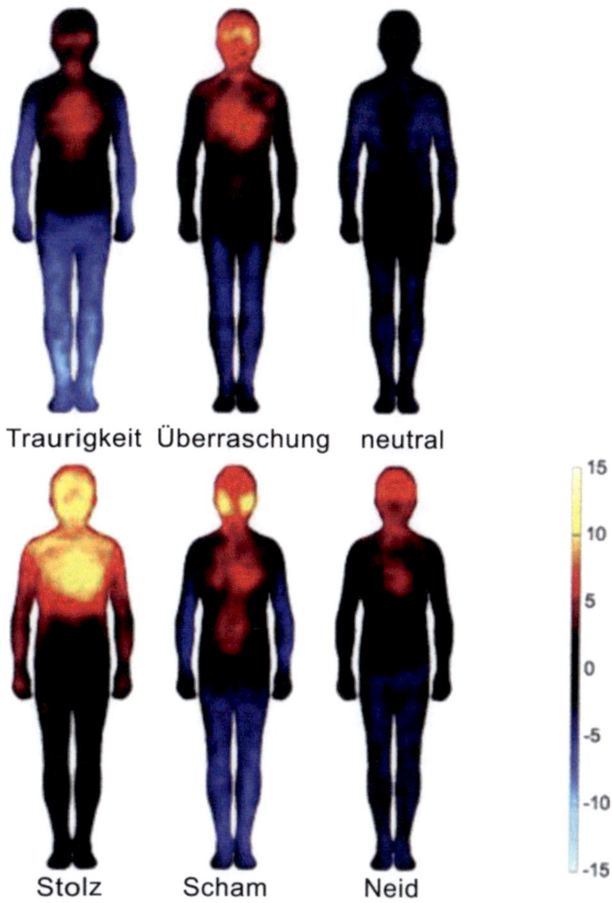

Abb. 3.2 *Körper-Kartografie der Gefühle (2)*

3. Füße und Beine sowie das Gehen

Im Motorkortex des Zentralen Nervensystems gibt es eine Repräsentation des Leibes mit unterschiedlichen Proportionen für die verschiedenen Körperteile: 1/3 des Motorkortex wird vom Kopf eingenommen, 1/3 von der Hand und 1/3 vom Rest des Leibes. Und von diesem Rest besteht wiederum 1/3 aus den Füßen.

Das bedeutet: In Bezug auf Anspannung/Entspannung und in Bezug auf die Wahrnehmung spielen neben den Händen und dem Kopf die Füße eine herausragende Bedeutung.

Übersicht über verschiedene **strukturelle Merkmale** und ihre *mögliche* psychologische Bedeutung:

Senk-Spreiz-Fuß
- zu wenig Auseinandersetzung mit der Erde
- Antriebsschwäche
- kindliche Unselbständigkeit

Hohlfuß
- wenig Erdung
- Eigensinn, Starrheit, Trotz, Eigenwilligkeit
- Ängstlichkeit, Unsicherheit

Zehenkrallen
- Lebensangst, kompensierte Unsicherheit

unbewegliche Fußgelenke
- Angst vor Veränderungen
- Antriebsschwäche

gebeugte Knie
- starkes Haften an der Erde, Schwere
- Antriebsschwäche

überstreckte Knie
- Eigenwilligkeit, Starrheit, Trotz
- Lebensangst, kompensierte Unsicherheit

innenrotierte Beine
- Verschlossenheit
- introvertiert, vorsichtig

außenrotierte Beine
- Aufgeschlossenheit
- Imponiergehabe
- extrovertiert, kompensierte Unsicherheit

Übersicht über verschiedene **Merkmale des Gangs** und ihre *mögliche* Bedeutung:

große Schritte
- will viel auf einmal
- mutig, entschlossen

kleine Schritte
- Ängstlichkeit, Unsicherheit Vorsicht

schleppend, langsam
- introvertiert, melancholisch

schlotternd
- Ängstlichkeit
- Antriebsschwäche

fehlendes Abrollen
- zu viel Erdung
- Antriebsschwäche

Zehen-Ballen-Gang
- wenig Erdung
- fantasievoll
- leichtfertig
- ängstlich, unsicher, vorsichtig
- extrovertiert

Fersengang
- willensstark
- rücksichtslos, cholerisch
- Lebensangst, kompensierte Unsicherheit

Storchengang
- zu wenig Erdung
- Ängstlichkeit, Unsicherheit

Zum Thema Beine und Füße gibt es eine Fülle von **Redewendungen**, die sich auf polare Eigenschaften, Verhaltensweisen und Situationen beziehen:

in Bezug auf Erdverbundenheit, Realismus:
auf dem Boden der Tatsachen stehen, bodenständig

versus

abgehoben, sprunghaft

in Bezug auf Flexibilität, Fantasie, kreatives Denken:

sich in etwas verrennen, festgefahren, schwer von Begriff, rückschrittlich

versus

bewegliches Denken, den Standpunkt wechseln, fortschrittlich

in Bezug auf den Willensaspekt des Handelns:

unaufhaltsam, alles niedertrampeln, entschieden voranschreiten

versus

lahme Ente, irgendwo angewachsen sein, nicht in die Gänge kommen

in Bezug auf Sicherheit, Selbständigkeit:

vor Kraft nicht laufen können, mit schlafwandlerischer Sicherheit, auf eigenen Füßen stehen, eigener Standpunkt

versus

unsicherer Verlauf, auf wackeligen Füßen stehen, Kriecher

4. Becken

Mit dem Becken können verschiedene Themen assoziiert sein:

- Kontrolle und Loslassen von Kontrolle.

  Einer der ersten Akte von Selbstkontrolle, die wir als Kind gelernt haben, war das Toiletten-Training durch Kontrolle der Beckenbodenmuskeln. Später wurde persönliche Kontrolle vielleicht damit gleichgesetzt, sich nie gehen zu lassen, keine Gefühle aus sich herauszulassen, niemals aufzugeben usw. Nun ist Selbstkontrolle in bestimmten Situationen durchaus angemessen. Dazu gehört Willenskraft und Durchhaltevermögen.

  Beide Fähigkeiten - Kontrolle und Loslassen - spielen im Leben eine wichtige Rolle: in Beziehungen, in der Sexualität, bei der Arbeit usw. Ein häufiges Hindernis dabei ist Angst.

- Angst.

  Wenn man Angst hat, zieht man das Schwanzrelikt Steißbein ein, indem man die Gesäßmuskulatur anspannt. Auch die Angst vor Verletzlichkeit, vor zu viel Offenheit spielt dabei eine Rolle. Dies verhindert Selbstausdruck, Stärke und Kreativität.

- Sexualität, Schwangerschaft und Geburt:

  Sexueller Missbrauch, sexuelle Probleme zwischen Partnern, Impotenz, mangelnde Libido, traumatische Schwangerschafts- oder Gebärerlebnisse, Unfruchtbarkeit, Sterilisierung, Unterleibsoperationen, Wechseljahre.

- Entspannung.

  Das Ganglion Impar an der Vorderseite des Steißbeins ist ein direkter Zugang zum Vegetativum.

5. Bauchraum und Brustkorb

Bauch und Brustkorb sind herausragende Gefühlsregionen. Gerade hier werden Gefühle durch Verhärtung der Faszien und Muskeln sowie durch ein „Gefrieren" der inneren Organe festgehalten, unterdrückt oder vermieden.

Der viszerale Bauchraum

Physiologisch betrachtet spielt das enterische oder intrinsische Nervensystem (ENS) im Magen-Darm-Trakt eine große Rolle. Es steuert die Motilität, die endo- und exokrinen Sekrete sowie die Mikrozirkulation des Magen-Darm-Traktes. Es arbeitet selbständig, aber es gibt einen gewissen Einfluss des autonomen Nervensystems, besonders des parasympathischen Teils des autonomen Nervensystems. Über den Vagusnerv kommunizieren Bauchhirn und Kopfhirn miteinander. Das ENS wird auch als zweites Gehirn bezeichnet.

Es besteht aus einem komplexen Geflecht von Nervenzellen, das von der Speiseröhre bis zum Anus reicht. Es besitzt beim Menschen vier- bis fünfmal so viele Neuronen wie das Rückenmark (etwa 100 Millionen Nervenzellen). 90 % der Verbindungen zwischen Hirn und Bauchhirn sind sensorische Fasern. Dieses eigenständige Nervensystem befindet sich als dünne Schicht zwischen den Muskeln des Verdauungsapparates.

Je tiefer im Verdauungstrakt, umso schwächer die Herrschaft des Kopfhirns. Mund, Teile der Speiseröhre und Magen lassen sich temporär noch etwas von oben sagen. Doch hinter dem Magenausgang übernimmt ein anderes Organ die Regie: Was wann wo dort passiert, entscheidet das Bauchhirn. Erst am allerletzten Ende, am Rektum und Anus, regiert das menschliche Gehirn mit bewusster Steuerung wieder mit.

Was dem Hirn geschieht, bleibt dem Bauch nicht verborgen. Bei Alzheimer- und Parkinson-Patienten findet sich häufig der gleiche Typ von Gewebeschäden im Kopf- wie im Bauchhirn. Der identische Zell- und Molekülaufbau erklärt ebenfalls, warum psychiatrische Medikamente für den Kopf auch auf den Darm wirken, und umgekehrt körpereigene Stoffe als Pharmaka im Gespräch sind.

Alle Reizdarm-Patienten zeigen im Vergleich zu gesunden Menschen beim Auftreten von unangenehmen Gefühlen unter anderem eine erhöhte Aktivität in Regionen des limbischen Systems (zuständig für die Verarbeitung von Gefühlen): den „Arealen des Unwohlseins".

Diese Regionen werden mit der Verarbeitung von negativen Körper-Impulsen in Zusammenhang gebracht - sie steuern einen Mechanismus, der unliebsame Empfindungen unterdrücken soll. Bei gesunden Menschen müssen also insbesondere Reize aus dem Darmtrakt eine hohe Schwelle überspringen, bis sie bewusst werden. Der Input ist gedämpft. Was nur gut ist, denn wenn wir alle Aktionen des Bauches mitbekämen, würden wir verrückt werden. Wir könnten uns etwa beim Essen nicht unterhalten, und jede Art von Angstzustand wäre mit enormen Bauchschmerzen verbunden.

Bei manchen Menschen aber funktionieren die Schutzmechanismen nicht mehr, weil das zuständige Hirnareal ungenügend gehemmt wird. Ihre Wahrnehmungsgrenze für negative Bauchgefühle ist somit herabgesetzt. Bei ihnen kommt alles Unwohlsein, jede Darmbewegung, jedes Gluckern, jeder negative Impuls, aller Ärger und Schmerz ungefiltert im Bewusstsein an. Und ähnliche Veränderungen in der Gehirnaktivität sehen wir bei Patienten mit Depressionen und Angstzuständen.

Wie kann eine so wichtige Schutzbarriere der Psyche fallen? Ungezügelte Stress-Kreisläufe scheinen die Hauptursache zu sein. Not-Situationen wie Schmerzen oder Prüfungsängste fühlen Menschen auch in der Leibesmitte: Wenn die Zentrale im Kopf bewusst oder unbewusst die Last von Anspannung und Furcht wahrnimmt, dann ruft sie den Satelliten im Bauch über spezialisierte Immunzellen im Darm. Die schütten Entzündungsstoffe wie Histamin aus, die Nervenzellen im Verdauungsrohr sensibilisieren und aktivieren. Diese schließlich veranlassen Muskelzellen, sich zu kontrahieren. Krämpfe oder Durchfall sind die Folge.

Die allgemeine Alarmstimmung im Darmhirn wiederum wird dem Kopfhirn mitgeteilt, und das funkt zurück nach unten... und so weiter. Solche Feedbackschleifen können vor allem bei Dauerangst und einem hohen Stressniveau chronisch werden: Der Kreislauf verselbstständigt sich. Der fortwährende Beschuss mit Stress-Chemikalien kann sogar zu Zellzerstörungen im Gehirn führen.

Früher Lebensstress ist eingebrannt in Gehirn und Bauch und bestimmt die Sensibilität der Darm-Hirn-Achse für das ganze Leben. Eine Beobachtung am Menschen stützt die These: Kinder mit den berüchtigten Säuglings-Koliken wachsen nicht selten zu

Erwachsenen mit „irritablem" Darm heran. Das Bauchhirn lernt jung am besten. Denn wie das Kopfhirn reift es nach der Geburt weiter; es ist für mindestens drei Jahre plastisch und entwickelt sich. Frühe „Erfahrungen" des Darms können so die „Persönlichkeit" beider Gehirne beeinflussen. Exzessive oder langanhaltende Furcht hinterlässt Spuren nicht nur im Kopf, sondern auch im Intestinaltrakt.

In den so überraschend umfangreichen Nervenfasern, die das kleine mit dem großen Gehirn von unten nach oben verbinden, kann man quasi das biologische Korrelat menschlicher „Bauchgefühle" sehen - und der Intuition. Sie entsteht aus der Wechselwirkung der zwei intim verschalteten Gehirne.

Als Resultat postulieren Forscher eine „Emotions-Gedächtnis-Bank" im Kopfhirn, die alle hoch gesendeten Reaktionen und Daten des Bauches sammelt. Etwa jene unangenehmen Sensationen bei stark beängstigenden Situationen. Aber auch biologische Chiffren der Vorfreude, wie die harmlosen Schmetterlinge im Bauch oder irritierende Ablehnung beim Augenkontakt mit bestimmten Zeitgenossen. Jedes Mal, wenn der Mensch eine Entscheidung in einer ähnlichen Situation fällen muss, basiert diese nicht nur auf intellektuellen Kalkulationen, sondern wird massiv von jenen unbewussten Informationen aus dem gigantischen Katalog von gespeicherten Emotionen und leiblichen Reaktionen mitgeprägt, eben den „gut feelings".

Den ganzen Tag erzählt der Bauch dem Kopf Geschichten. Er kreiert das „emotionale Profil". Jede Minute des Lebens wird im Gehirn ein „Gefühlsbett" bereitet - auch für die Nacht, wie Studien nahe legen, in der sich das ständige Bombardement durch die Träume entlädt: Erzeugt das Darmhirn während der Tiefschlafphasen eher sanfte rhythmische Wellenbewegungen, beginnen die Innereien während der traumreichen REM-Phasen des Schlafes aufgeregt zu zucken. Die intensive Stimulierung der Eingeweide und ihrer Serotoninzellen erfolgt parallel zu den nächtlichen Bildern im Kopf.

Tag und Nacht nutzen Menschen diese verborgenen Speicher - ohne es wahrzunehmen. Die Chiffren des Bauches steigen nur dann aus dem dunklen Gewässer des Unbewussten, wenn sie künstlich verstärkt werden - eben durch chronischen Stress. Der macht Menschen sensitiver, er lässt sie plötzlich wahrnehmen, dass Darm und Seele durcheinander sind.

Typische psychosomatische Erkrankungen sind: Magengeschwür, Gallenkoliken, Übelkeit, Verstopfung oder Durchfall und Essstörungen (siehe Handbuch 5, S. 152).

In Bezug auf den Bauchraum gibt es dafür viele sprachliche Hinweise:
Bauchgefühl, Schmetterlinge im Bauch, mulmiges Gefühl im Bauch, flau im Magen, etwas schlägt auf den Magen, es ist eine Laus über die Leber gekrochen, es läuft die Galle über, es macht Bauchgrimmen, Wut im Bauch, es geht einem an die Nieren.

Der Brustkorb

- Die militärische Haltung (Brust raus, eingezogener Bauch) führt zu verstärkter Kontrolle über Gefühle.
- Ärger sitzt nicht nur in verspannten Kiefergelenken, sondern auch in der (gefrorenen) Brust.
- Herzprobleme sind oft auch im übertragenen Sinn Herzprobleme: *kaltes Herz, das bricht mir das Herz*.

  Umgekehrt ist das Herz auch die Gegend der Freude: (*vor Freude springt das Herz*), der Zuneigung (*Herzliche Grüße, das kommt von Herzen*) und der Liebe (*sein Herz an jemanden verschenken*).

6. Rücken

Generell

Die aufrechte Wirbelsäule ist Ausdruck individueller Ich-Stärke (*Rückgrat besitzen*), sie stellt die „Ich-Säule" (*Pressel*) dar.

Gleichzeitig repräsentiert die Rückseite des Leibes die persönlichen Schattenseiten des Menschen, d.h. die seelischen Themen, die er aus seiner Wahrnehmung verdrängt hat. Darüber hinaus erinnert die Rückseite unter Umständen an die Vergangenheit, den Raum, aus dem tiefere ursprüngliche Ziele stammen, die in Vergessenheit geraten sind.

Eine Untersuchung aus dem Jahr 1984/85 an einer orthopädischen Klinik ergab folgende psycho-somatischen Zusammenhänge von Rückenschmerzen:

- Bei 62% der Personen waren sie verbunden mit überdurchschnittlichem Leistungsstreben
- Bei 71% waren sie verbunden mit dem Bestreben, keine Schwäche vor anderen zu zeigen
- Bei 66% waren sie verbunden mit der Einschätzung, hart im Nehmen zu sein.
- Depressive Neigungen gehen in hohem Maß mit Beschwerden der Brustwirbelsäule einher.
- Rückenbeschwerden können sowohl eine Überforderung in Form von Anspannung und Druck signalisieren als auch eine Unterforderung in Form von Hemmung, Resignation und Passivität.

Bandscheibenvorfall:

Die leichte Protrusion findet sich eher bei phlegmatischen oder melancholischen Menschen. Ein schwerer Prolaps kommt eher beim cholerischen oder lebhaften, leichtsinnigen Temperament vor.

Morbus Bechterew:

Es handelt sich dabei um eine chronisch-entzündliche rheumatische Erkrankung, die zu einer Versteifung der Wirbelsäule führt. In manchen Fällen betrifft sie auch Gelenke der Gliedmaßen, vor allem die Gelenke von Hüfte und Knie. Männer erkranken doppelt so häufig wie Frauen.

Dem Rheumatologen und Psychoanalytiker *Dr. Wolfgang Eich* zufolge gibt es drei Persönlichkeitsmuster beim Morbus Bechterew:

- den adaptierten Typ: relativ hohe Lebenszufriedenheit
- den narzisstischer Typ: geringe Bewegungseinschränkung trotz hoher Entzündungs-aktivität
- den psychosomatischer Typ: starke Bewegungseinschränkung trotz geringer Entzündungsaktivität

Halswirbelsäule

- Die kleinen atlantooccipitalen Muskeln sind Stress-Speicher. Wenn die Klientin an einen Stressor denkt, ist für den Behandler eine Kontraktion in den Muskeln spürbar.
- Dem Begründer der psychotherapeutischen Biosynthese, *David Boadella*, zufolge ist der Nacken die Leibesgegend, an der sich gegebenenfalls eine Spaltung zwischen Wahrnehmung und Handeln widerspiegelt.
- Weitere seelische Nackenthemen können sein:
  - unbeweglicher Nacken: Angst, Unflexibilität
  - überstreckter Nacken: Starrsinn (*hartnäckig*), Arroganz (C 2-4) oder Überlastung durch sich aufopferndes Sorgen für andere (C 5-7)
  - verkürzter Nacken: Angst vor Nackenschlägen
  - Dysfunktionen zwischen C 1 und C 2: Das Unvermögen, Nein zu sagen.

Brustwirbelsäule

- *David Boadella* zufolge ist der Raum zwischen Zwerchfell und Brustwirbelsäule die Leibesgegend, an der sich gegebenenfalls eine Spaltung zwischen Gefühl und Handeln widerspiegelt.
- Die Gegend zwischen T 5 und T 7, wo sich der M. Trapezius und der M. Latissimus dorsi treffen, ist oft ein Punkt der Angst.

Lendenwirbelsäule

Seelische Themen können sein:

- nicht „Nein" sagen können.
- Stress und Überlastung
- Sexuelle Probleme
- Bandscheibenvorfall der unteren LWS: Existenzängste, Überlastung oder sexuelle Probleme.

7. Hände, Arme und Schultern

Der Schultergürtel mit Armen und Händen

- Im Motorkortex des ZNS gibt es eine Repräsentation des Leibes mit unterschiedlichen Proportionen für die verschiedenen Körperteile: 1/3 des Motorkortex wird von der Hand eingenommen. Das bedeutet: Entspannung und Wahrnehmung in den Händen sind für Entspannung und Wahrnehmung des gesamten Leibes wichtig.
- Vor allem die unwillkürlich bewegten Gelenke, zu denen auch die Handwurzelgelenke gehören, sind intim verbunden mit dem limbischen System (Gefühle), dem autonomen Nervensystem und dem sogenannten Reptiliengehirn, das für grundlegende Lebensfunktionen wie z.B. das Atemzentrum zuständig ist.
- Ein Schultergürtel mit den Armen und Händen, der ohne Restriktionen ist, bedeutet Freiheit von der Schwerkraft, aber auch Freiheit im übertragenen Sinn. In Restriktionen des Schultergürtels spiegeln sich häufig seelische Restriktionen. Beispiele:
  - das Unvermögen, andere von der Herzgegend her zu berühren.
  - das Unvermögen, Berührung zuzulassen, tief berührt zu werden.
  - das Unvermögen, sich abzugrenzen
  - das Unvermögen, Aggressionen auszudrücken
  - Resignation im Hinblick darauf, Unterstützung durch Kontakt/Beziehung zu bekommen, drückt sich durch eine Hypotonie der Flexoren von Ring- und kleinem Finger aus.

    Test: Der Klient umfasst mit Daumen, Ring- und kleinem Finger den Zeigefinger des Praktizierenden und drückt ihn mehrere Minuten. Spürt letzterer kaum Kraft, dann ist der Test „positiv".

Gestik als Körpersprache

Die Kommunikation zwischen Menschen wird wesentlich von der Körpersprache mitbestimmt. Verbales Sprechen und die sie begleitende Körpersprache können kongruent sein oder sich widersprechen.

Neben dem Schwerkraft-Zentrum des ganzen Leibes (um L3 herum) gibt es ein zweites, oberes Schwerkraft-Zentrum für Kopf, Nacken,

Brustkorb und Schultergürtel inklusive der Arme (um T4 herum). Dieses Zentrum ist gleichzeitig das motorische Zentrum für Arme und Hände. Interessant ist in diesem Zusammenhang, dass die erste Erfahrung der Vertikalen im Leben eines Menschen nicht im Stehen, sondern im Sitzen erfolgt, wenn das Baby am Boden sitzt [Abb. 3.3].

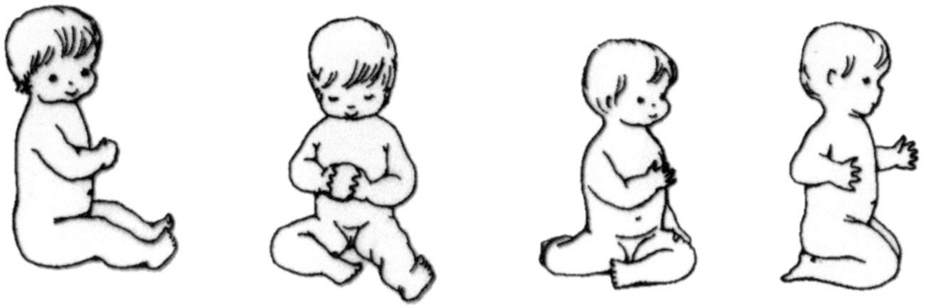

Abb. 3.3

In der Bewegung unterstützen sich unteres und oberes Schwerkraftzentrum wechselseitig. Beispiel: Beim springenden Tänzer oder beim startenden Sprinter gehen zuerst die Arme in Aktion (auf die intendierte Richtung zu), bevor die Füße sich vom Boden abstoßen.

Push (stoßen) und reach (sich strecken nach) sind die beiden menschlichen Grundgesten. Dementsprechend kann man unterscheiden zwischen „Reach Typ" und „Push Typ". Der Reach-Typ startet seine Bewegung hauptsächlich vom oberen Schwerkraftzentrum, der Push-Typ mehr vom unteren. Beim Hüpfen beispielsweise stößt sich der Push-Typ vor allem vom Boden ab, der Reach-Typ benutzt vor allem die Arme für die Schwungkraft nach oben.

Diese Grundgesten sind von biografischer Bedeutung. Sie werden entwickelt und individuell strukturiert durch den Kontakt mit Eltern/Bezugspersonen während der ersten Lebensjahre. Die beiden seelischen Themen sind: a) Unterstützung bekommen, indem man sich austreckt, um etwas zu bekommen oder um gehalten zu werden [Abb. 3.4, links]; b) Autonomie erwerben durch Wegstoßen. [Abb. 3.4, rechts]

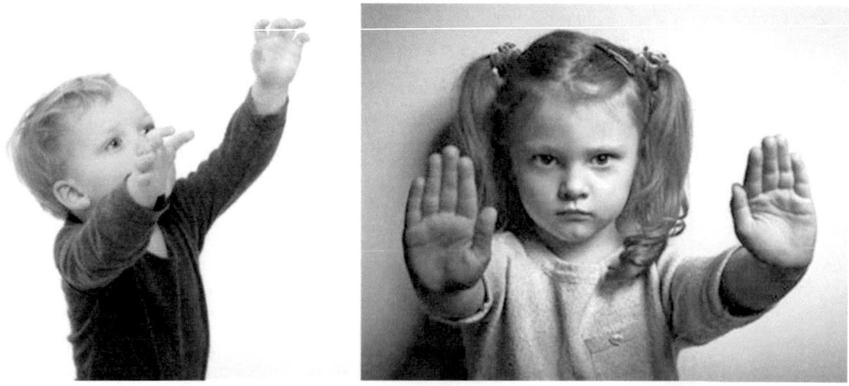

Abb. 3.4

Als Konsequenz einer gestörten Entwicklung in der Ausbildung beider seelischen Gesten können die Grenzen eines Menschen zu schwach oder zu stark sein. Im Fall der Grenzschwäche ist der Mensch nicht in der Lage, Grenzen zu ziehen oder zu halten; in seinem Ausdruck ebenso wie in Bezug auf die Eindrücke, die er von anderen empfängt. Im Falle zu starker Grenzen hat es ein Mensch schwer, Kontakt aufzunehmen oder sich *berühren* zu lassen.

Die Geste als Sprache kann der Kommunikation mit anderen dienen, aber sie kann gleichzeitig auch etwas in uns selbst bewirken, indem sie eine Bedeutung erfasst oder erzeugt, die unsere Gedanken formt.

8. Hals, Kopf und Kiefer

Hals

Ein freier und unverkrampfter Hals ist die Manifestation eines freien und authentischen Selbstausdrucks der Persönlichkeit und ihrer Gefühle. Demgegenüber:

- deuten Halsenge sowie eine gepresste und leise Sprache eventuell auf Angst oder Schüchternheit hin.
- *Wilhelm Reich* zufolge deutet ein verkrampfter Hals an, dass laute Gefühlsäußerungen (Schreien, Schluchzen, Aggressionen) zurückgehalten werden.

Kopf

- Der Kopf ist das obere Ende der Achse, die eine Verbundenheit zwischen oben (Raum) und unten (Boden), zwischen Außen- und Innenwelt ermöglichen kann.
- Die atlantooccipitale Verbindung zwischen Kopf und Nacken ermöglicht die Freiheit, Ja zu sagen.
- Die Kopfstellung kann eine vieldeutige psychologische Bedeutung haben:
  - Ein gesenkter Kopf deutet auf Schüchternheit, Ängstlichkeit oder depressive Stimmung (*den Kopf hängen lassen*) oder Introvertiertheit hin.
  - Ein vorn erhobener Kopf deutet einerseits eventuell auf Träumerei (*Hans-guck-in-die-Luft*) hin oder auf Hochnäsigkeit oder Aggressivität oder auf Extrovertiertheit hin.
  - Der vorgeschobene Kopf kann Neugier oder auch Vorwärtsorientierung und Leistungsbetonung signalisieren.
  - Ein seitlich geneigter Kopf kann auf Unterwürfigkeit oder Charming hindeuten. Andere Gründe können ein Ausweichen vor Konfrontation sein oder gegebenenfalls traumatische Ursachen haben.

- Sinneswahrnehmung, Gesichtsausdruck
  - Eine eingeschränkte Sinneswahrnehmung (Sehen, Riechen, Hören, Schmecken) beeinträchtigt die Wahrnehmung der Umwelt.
  - Die Augen gelten als Spiegel der Seele. Zusammengekniffene Augen deuten vielleicht auf Misstrauen sowie blockierte Energien und Gefühle. Umgekehrt deuten weit aufgerissene, hervorquellende und starrende Augen eventuell auf das Bedürfnis zu kontrollieren und Grenzen zu überschreiten.
  - Schwerhörigkeit kann ein Schutz sein gegen zu viel Input von außen (*ständig liegt er mir in den Ohr, sie schwätzt mir die Ohren ab, ich kann es nicht mehr hören*).
  - Sind die Muskeln zwischen den Augen verspannt, wird eventuell ein Weinen zurückgehalten.
  - Eine enge Nase behindert das Ganglion of Ribes, d.h. eine Ausbalancierung des Vegetativums und eventuell auch das sexuelle Begehren.
  - Herabgezogene Mundwinkel deuten eventuell auf Griesgrämigkeit oder Verbitterung und Resignation.
  - Übertrieben bzw. ständig nach oben gezogene Mundwinkel, also ein ständiges Lächeln ist eher meist unecht und Ausdruck von Charming.
- Kopfweh und Migräne: siehe Handbuch 5, S.160 ff.

Kiefer

- Ein vorgeschobener Unterkiefer deutet eventuell auf Willensstärke, Dominanz oder Trotz.
- Ein zurückgezogener Unterkiefer kann bedeuten, dass der Mensch entweder an der Verwirklichung seiner Wünsche gehindert worden ist, oder dass er willensschwach ist. Vielleicht sehnt er sich auch nach Zeiten der Pflege und Versorgung als Kind zurück.

  Er kann auch Trauer oder Beleidigt sein ausdrücken.
- Wenn die Zahnreihen beim Sprechen sich nicht öffnen liegen vielleicht Hemmungen der Aggression oder Verschlossenheit oder Anspannung vor.
- Eine verspannte Kiefermuskulatur spiegelt unter Umständen zähes Durchhalten (sich durchbeißen) oder Unterdrückung von Wut bzw. Schmerz (*die Zähne zusammenbeißen*) wieder.

Die Psychosomatik von Krankheit und Schmerz

1. Krankheit, somatische Symptome

Es gibt vier Konzepte der Psychosomatik:

1. Alle Krankheiten sind psychisch verursacht.
2. Krankheiten ohne (bislang) feststellbare organische Ursachen werden als psychisch verursacht bezeichnet.
3. Krankheiten, die unverstandene seelische Probleme ausdrücken, und solche, die nachhaltige psychische Störungen auslösen, werden als psychosomatisch bezeichnet.
4. Der Mensch wird nicht in Körper (Leib) und Seele aufgeteilt, sondern als Einheit ganzheitlich angeschaut. Alle Aspekte einer Erkrankung werden in den Blick genommen.

In diesem Buch wird das vierte Konzept vertreten.

Bei Erkrankungen bzw. somatischen Symptomen stellen sich vier Fragen: Was?, Wie?, Warum?, Wohin?. Diese Frageebenen beziehen sich auf die Dimensionen unserer Existenz in ihren vier Wesensgliedern (physischer Leib, Lebenskraft, Seele, Ich).

Bei einem Heilungsprozess handelt sich nicht um einen streng linearen Prozess. Vielmehr werden die verschiedenen Ebenen mehrfach und immer wieder neu angesprochen.

Folgende möglichen Zusammenhänge sind relevant:

- Probleme auf der seelischen und geistigen Ebene können sich materialisieren. Verletzung/Krankheit wandert von der seelischen Ebene, wenn sie auf dieser Ebene nicht geheilt wird, in die leibliche Ebene ein. Umgekehrt betrachtet breitet sich die Heilung der seelischen Ebene auf die leibliche Ebene aus.
- Werden somatische Symptome beseitigt, ohne dass ihre Bedeutung bewusstseinsmäßig verstanden wird, so werden sie unter Umständen nur verschoben, d.h. sich in anderen Symptomen äußern (z.B. statt Gelenkproblemen treten dann viszerale Probleme auf).

- Organische Probleme können seelische Probleme auslösen. Beispielsweise kann eine Krebserkrankung bei der betroffenen Person eine Depression auslösen.
- Somatische Symptome können zeitlich und räumlich ein Eigenleben gewinnen: Wenn seelische Probleme eine somatische Erkrankung verursacht haben, kann es sein, dass sie auch nach einer Bewältigung der seelischen Probleme bestehen bleiben.
- Somatische Symptome können unter Umständen anzeigen, welche seelisch-geistigen Schattenbereiche auf der Bewusstseinsebene nicht gelebt/gesehen werden. Nicht umsonst fragt der Arzt/Heiler: „Was fehlt dir?" Anders ausgedrückt: Symptome können auf zukunftsbezogene Entwicklungsaufgaben bzw. -möglichkeiten für die Person oder ihre Mitmenschen anzeigen. Studien zeigen z.B., dass Unfälle häufig dann passieren, wenn Menschen größere Veränderungen im Leben vornehmen sollten.
- Eine systemische Betrachtungsweise legt nahe, dass individuelle Symptome auch familiäre, gesellschaftliche und menschheits-kollektive Dimensionen haben können. Auch in diesem Fall handelt es sich um nicht gelebte Schattenbereiche.

Aus diesen Überlegungen heraus lohnt es sich oft, bestimmte Fragen zu stellen:

- In welchem Zusammenhang stehen die Symptome mit der Biografie? Zeitgleiche Ereignisse sind zu beachten.
- Was sagen leibliche Vorgänge aus, wenn man sie in Form von Analogien probeweise auf die seelische Ebene überträgt?
- Woran hindert ein Symptom den Betroffenen? Wozu zwingt mich ein Symptom? Wohin wird der Mensch geführt durch seine Symptome? Welche Bedeutung werden die Symptome einst gehabt haben (Futur 2)?

Zur Psychosomatik verschiedener Krankheitsbilder siehe auch Handbuch 5.

2. Schmerz

Schmerzwahrnehmung und –empfindung werden geprägt durch folgende Faktoren:

- Biologische Faktoren:
  - Beispiele: Schmerz schützt den Leib davor, bestimmte Bewegungen zu machen. Schwer verletzte Unfallopfer empfinden häufig zunächst kein Schmerzempfinden.
  - Eine eingeschränkte Propriozeption in einer Leibesgegend führt durch die Nociceptoren zu einer hohen Schmerzsensibilität in dieser Gegend.
- Kulturelle Faktoren:

  Beispiel: Fakire lernen, Schmerzen nicht zu spüren.
- Die individuelle Schmerz-Biografie:
  - Intensive oder länger dauernde Schmerzerfahrungen lassen im Leib eine Inschrift (Engramm) zurück, das als Schmerzgedächtnis bezeichnet wird. Schmerzen werden nicht nur als Signale des Schmerzsinnes (im sensiblen Cortex) gespeichert, sondern zusätzlich in einem emotionalen Schmerzgedächtnis (im limbischen Gehirn).
  - In früherer Zeit durchgemachte Schmerzerfahrungen können – auch nach vielen Jahren – in seelischen Belastungssituationen reaktiviert werden und dann chronische Schmerzen „ohne Befund" hervorrufen. Chronische Schmerzen bedürfen deshalb oft einer psychotherapeutischen Behandlung sowie körper-therapeutischer Verfahren. (*J.Bauer*, Internist und Psychiater in Freiburg i.Br.).

Im *New England Journal of Medicine* (1994) ergab eine Studie, dass Schmerz nicht signifikant abhängig von tatsächlichen Befunden ist:

Von 98 Menschen hatten über 50% eine Bandscheibenausdehnung ohne Schmerzen und über 25% eine schmerzfreie Bandscheibenprotrusion/-extrusion. In der Mehrzahl dieser Fälle waren seelische Gründe für diese Befunde verantwortlich.

Dr. Anne Francoise Allaz (Uniklinik Genf) erwähnt eine Statistik, nach der 30% der Patienten, die über chronische Schmerzen ohne organi-schen Befund (nach herkömmlicher Definition) klagten, von Ihren Ärzten als Querulanten, Simulanten oder wehleidig (fehl)diagnostiziert wurden.

Übersicht über seelische und/oder organische Ursachen für Schmerzen:

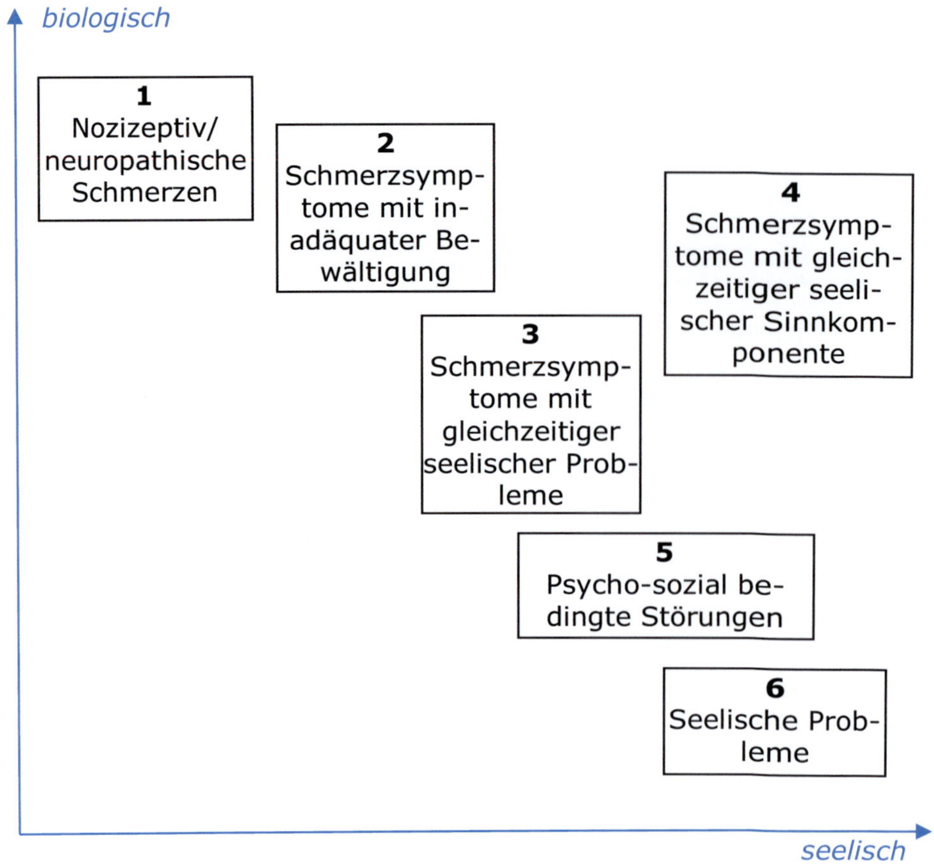

Erläuterungen zu dieser Übersicht:

1 organisch bedingte Schmerzen:

Nozizeptiv = periphere oder viszerale Nozizeptoren werden durch gewebeschädigende Reize stimuliert. Neuropathisch = Schäden des peripheren oder des zentralen Nervensystems (Trigeminusneuralgie, Rückenmarksverletzung usw.). Hierbei kann eine eingeschränkte Propriozeption in der betroffenen Leibesregion zu einer hohen Schmerzsensibilität in dieser Gegend führen.

2 organisch bedingte Schmerzen werden seelisch nicht verarbeitet:

- Schmerzen können sekundäre seelische Veränderungen nach sich ziehen (Depression, Gereiztheit, resignative Ergebenheit usw.).
- Aus der statistisch signifikanten Koexistenz einer Krankheit und einer bestimmten seelischen Eigenschaft wird so manches Mal vorschnell auf einen kausalen Zusammenhang geschlossen.

  Zum Beispiel wurde längere Zeit unterdrückter Ärger als eine Ursache von Krebs angenommen. Dabei wurde übersehen, dass seelische Befindlichkeit die Folge oder eine Begleiterscheinung der Krankheitsumstände sein kann. Es ist auch möglich, dass der Patient die Krebsdiagnose bekommen hat und von Ärzten oder Freunden zu einer bestimmten Therapie gedrängt wird. Die Folge: Der Patient fühlt sich überwältigt, hilflos, müde – und ärgerlich. Er unterdrückt den Ärger nicht, äußert ihn aber auch nicht, weil er die Personen – von denen er abhängig ist – nicht gegen sich aufbringen will.

3 Organische und seelische Erkrankung zu gleicher Zeit:

- Etwa 20% der Kranken haben eine begleitende seelische Störung.
- Depressionen, Suchterkrankungen, Angstsymptome usw.

4 Finale seelische Ursachen somatischer Symptome:

- Leibliche Symptome sind nicht immer Resultat einer Neurose oder eines seelischen Traumas, sondern haben oft, manchmal sogar ausschließlich, finale Ursachen, also einen zukunftsbezogenen Zweck/Sinn persönlicher Reifung.
- Eine Studie zeigt, dass Unfälle häufig dann passieren, wenn Menschen größere Veränderungen im Leben angehen sollten. Z.B. einen Arbeitsplatzwechsel wegen toxischer Arbeitsbedingungen.

5 Psycho-sozialer Stress führt zu organischen Symptomen:

Stress in Beziehung, Beruf, Familie. Etwa 40% der Schmerzpatienten gehört zu dieser Kategorie.

6 Organische Symptome durch seelische Probleme:

- Etwa 30% der Schmerzpatienten gehört zu dieser Kategorie.
- Depression, posttraumatische Belastung, Masochismus usw.

- Chronische Schmerzen können seelische Ursachen haben ohne aktuellen physischen Befund, wenn sie eine Eigendynamik entwickelt haben.
- Chronische Schmerzen sind stark von der Gedächtnisbildung abhängig, wenn sie seelisch bedingt sind. Eine Amnesie (spontan oder durch Hypnose) kann zu einem Zusammenbruch der erlernten neurotischen Reaktionsmuster und damit zur Schmerzfreiheit führen. Dies hält an, selbst wenn die Erinnerung zurückgekehrt ist.
- Zusammenhänge von Symptomen mit seelischen Konflikten:
  - Somatischer Schmerz als Abwehr gegen seelischen Schmerz.
  - Seelische Schuldgefühle gegenüber einer verstorbenen Person können dazu führen, dass der betroffene Mensch chronische Schmerzen entwickelt.
  - Sekundärer Krankheitsgewinn: Somatischer Schmerz als Aggressions- oder Druckmittel gegenüber dem sozialem Umfeld.

Es gibt Merkmale, die helfen können, organisch und nicht organisch bedingte Schmerzen zu unterscheiden:

Merkmal	organisch	nichtorganisch
Schmerzlokalisation	eindeutig, umschrieben	vage, unklar, wechselnd
Affekte des Patienten	passen zu geschildertem Schmerz	inadäquat
Zeitdimension	eindeutige Phasen von Präsenz vorhanden und Fehlen bzw. deutlicher Abnahme	dauernd da, etwa gleich intensiv
Abhängigkeit von Willkürmotorik	vorhanden	fehlt
Reaktion auf Medikamente	pharmakokinetisch plausibel	nicht verständlich
Schmerz und Mitmenschliche Beziehung	unabhängig davon	damit verbunden
Schmerzschilderung durch die Person	Bild passt	Bild inadäquat, z. B. dramatisch
Betonung der Ursache durch die Person	psychische betont	organische betont
Sprache	einfach, klar, nüchtern	intelligenzlerisch, Ärztejargon
Affekte des Arztes, Therapeuten usw. beim Zuhören	ruhig, aufmerksam, einfühlend	Ärger, Wut, Langeweile, Ungeduld, Lächeln, Hilflosigkeit, Verwirrung

3. Der Umgang des Klienten mit Symptomen

Man kann Symptomen somatischer (und seelischer) Natur mit unterschiedlich großer Aufmerksamkeit begegnen. Zu viel oder zu wenig Aufmerksamkeit von Seiten des Klienten erfordert ein unterschiedliches Umgehen damit von Seiten der Praktizierenden.

- *Exzessive* Aufmerksamkeit auf ein Symptom nährt dieses und behindert eine Heilung.

  Beispiel: Es gibt eine akute, aber *geringe* äußere Verletzung. Der Klient ist „ganz aus dem Häuschen", weil ein Knie weh tut.

  Vorgehen:

  1. Nackenarbeit oder Beckenlift, um ihn zu beruhigen und ins „Hier und Jetzt" zu bringen.
  2. Die Aufmerksamkeit auf das nicht betroffene Knie lenken, indem man es überall vorsichtig betastet, als ob es das betroffene sei. Kontinuierlich fragen, ob es hier, da,... weh tut. Auf diese Weise die ganze Kniegegend mehrfach abtasten. Abschließend nochmals fragen, ob das (nicht betroffene) Knie irgendwo weh tut. Dann das Knie langsam bewegen und dabei fragen, ob es schmerzt.
  3. Das wehe Knie ebenfalls langsam bewegen und nach Schmerz fragen. Die Wahrscheinlichkeit, dass das verletzte Knie nun weniger wehtut, ist groß.

- *Zu wenig* Aufmerksamkeit nährt das Symptom ebenfalls, wenn die dem Symptom innewohnende Botschaft ignoriert wird.

Es gibt noch weitere Aspekte, die zu berücksichtigen sind:

- Bei gestörter propriozeptiver Wahrnehmung wird die kleinste Veränderung vergrößert wahrgenommen.
- Bei der Verbesserung von Symptomen gibt es eine erhöhte Wahrnehmung für verbleibende Symptom-Rückstände.
- Wenn der Klient im Verlauf einer Sitzungsserie krank wird, kann dies neben vielen anderen Ursachen eventuell auch der Ausdruck eines unbewussten Widerstandes gegen Veränderung sein.
- Die Klientin vor, während und nach einer Sitzung nach Häufigkeit und Stärke von Schmerz befragen. Sie soll es in % ausdrücken.

Denn Heilung ist ein Prozess, Menschen aber denken/fühlen meist nach dem Schema alles oder nichts.

Die Praktizierende ist gut beraten, wenn sie dem Klienten realistische Perspektiven vermittelt:

- Im Verlauf von Struktureller Integration verläuft die Besserung von Symptomen meist nicht in kontinuierlich, sondern diskontinuierlich, eventuell mit Heilungskrisen.
- Es ist gegebenenfalls unumgänglich, individuelle Begrenzungen (des Lebensstils, der Bewegung, der Schmerzfreiheit usw.) anzuerkennen und zu lernen, kreativ mit ihnen umzugehen.
- Es ist wichtig, Klienten zu gegebener Zeit darauf hinzuweisen, dass „anfällige" Leibesregionen immer anfällig bleiben werden, egal welche Therapie jemand macht. Strukturelle Integration kann allerdings - in mannigfaltiger Hinsicht - die Rahmenbedingungen solcher Schwachstellen verändern und damit ihre Bedeutung.

Ein hilfreicher Umgang mit psycho-somatisch bedingten leiblichen Symptomen ist es, mit der subjektiven Erfahrung zu arbeiten, die der Klient vom Problem hat. Er soll sich vertraut machen mit dem, was der Leib sagen will.

Der Klient kann sich fragen: Was tut das Symptom? Woran hindert es mich, was soll ich lassen? Wozu zwingt es mich, wozu fordert es mich auf?

Beispiele aus der Praxis:

- Frage: *Wie äußert sich das Symptom* (z.B. Migräne) *für dich, wie fühlt es sich an*? Antwort: *Kopfweh*. Frage: *Wie fühlt sich das Kopfweh an, was für eine Art Kopfweh ist es?* (Antwort z.B.: *hämmernd*) Frage: *Was oder worüber hämmert der Hämmerer?* Antwort beispielsweise: *Ich will nicht mehr als Objekt behandelt werden*. Der Klient äußert *direkt*, was das Symptom *indirekt* sagt.
- Der Klient will seine schlechte Haltung, die mit Rückenschmerzen verbunden ist, ändern. Diese ungünstige Haltung durch den Klienten verstärken lassen und fragen, was diese Haltung sagen will.

Die Psychologie von Bewegung, Körpersprache und Gestik

1. Grundlagen

Die Geschichte der Erforschung dieses Gebietes geht zurück bis in die Antike: Bereits in der philosophischen Schule des *Pythagoras* (580-500 v.Chr.) wurden Bewerber bei der Aufnahmeprüfung hinsichtlich ihrer Haltung und ihres Ganges als charakterlichem Ausdruck beurteilt. Verschiedene Autoren der Renaissance und *Charles Darwin* repräsentieren weitere Etappen.

Seit Beginn des 20.Jahrhunderts untersucht die Ausdruckspsychologie Körpersprache und Gestik in ihrer Beziehung zu Persönlichkeit und Charakter. Der Psychoanalytiker und Körpertherapeut *Wilhelm Reich* beobachtete den Zusammenhang zwischen Muskelspannungsmustern und Charakterformen. Der Tänzer und Tanztheoretiker *Rudolf von Laban* beschrieb Relationen zwischen Bewegungsformen und Persönlichkeitstypen.

Physiologisch betrachtet sind vor allem die *unwillkürlich* bewegten Gelenke (Handwurzel-, Fußwurzel-, Schädel- und Iliosakralgelenke) intim verbunden mit dem limbischen System (Gefühle), dem vegetativen Nervensystem und dem Stammhirn (grundlegende Lebensfunktionen wie z.B. das Atemzentrum).

Das Seelenleben prägt Bewegung, Haltung, Gestik und Mimik

Da diese Tatsache offensichtlich ist, soll im Folgenden nur auf zwei Aspekte eingegangen werden:

Körperimage

Bewegung im Allgemeinen und Körpersprache sowie Gestik im Besonderen werden u.a. bestimmt durch die seelischen Bedeutungen, die der Mensch seiner Wahrnehmung des eigenen Leibes gibt. Diese Bedeutungen nennt man Körperimage. Es basiert auf der Biografie, auf Tabus, Idealen, Glaubenssätzen und Lebenshaltungen. Das Körperimage filtert seiner Art entsprechend den sensorischen Input und die Wahrnehmung.

Beispiele:

- Minderwertigkeitsgefühle in Bezug auf die Ästhetik des eigenen Leibes können eine verkrampfte Haltung und Bewegung verursachen sowie eine zurückhaltende Gestik.
- Das Ideal eines männlich-muskulösen Körpers führt nicht selten zu hölzernen Bewegungsmustern.
- Eine Kindheit, in der man seine Gefühle nicht zeigen durfte, resultiert nicht nur in einer Verarmung des Ausdrucks von Gefühlen, sondern reduziert auch die Vielfalt der Mimik.
- Ein ausgeprägtes Geltungsbedürfnis äußert sich nicht selten in einer ausladenden Gestik, die anderen wenig Raum lässt.

Verhältnis zu Raum und Zeit

- Haltung und Bewegung eines Menschen ändern sich,
  - wenn der umgebende Raum als bedrückend oder weitend empfunden wird;
  - wenn der umgebende Raum nur eingeschränkt wahrgenommen wird in Bezug auf die Seiten, in Bezug auf vorn/hinten oder auf oben/unten [Abb. 4.1]. Dies führt zu Verlust an stimulierendem Input, wodurch die entsprechende Gegend im Motorkortex sich verkleinert. Dies wiederum schränkt die Raumprojektion noch mehr ein. Und so weiter. Ursache einer räumlichen Einengung der Wahrnehmung kann ein Trauma sein. So kann ein Unfall, verursacht durch ein von links kommendes Auto, eine nachhaltige Vermeidung der linken Raumseite beim Sehen und bei Bewegungen bewirken.

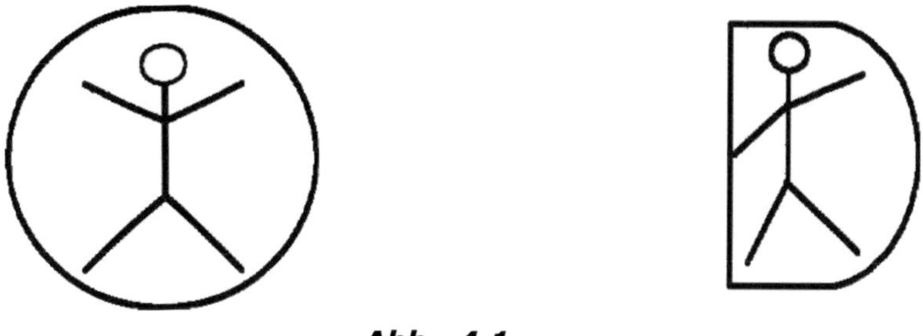

Abb. 4.1

Links: Gleichmäßige Projektion der Bewegung im Raum
Rechts: Die Projektion der Bewegung im Raum ist teilweise eingeschränkt.

- Die Art, sich durch den Raum zu bewegen, hat auch etwas mit der Art der zeitlichen Orientierung zu tun. Menschen, die mehr zukunftsorientiert sind, haben eine Präferenz für den Raum *vor* ihnen und gehen eher schnell. Menschen, die mehr vergangenheitsorientiert sind, orientieren sich räumlich mehr nach *hinten* und haben einen eher langsamen Gang.

Haltung, Bewegung, Gestik und Mimik beeinflussen die Seele

Ich renne nicht, weil ich Angst habe; ich habe Angst, weil ich renne.

William James (Psychologe und Philosoph, 1842–1910)

Dass Haltung, Gestik und Mimik die seelische Stimmung beeinflussen können [Abb. 4.2], belegen viele Untersuchungen.

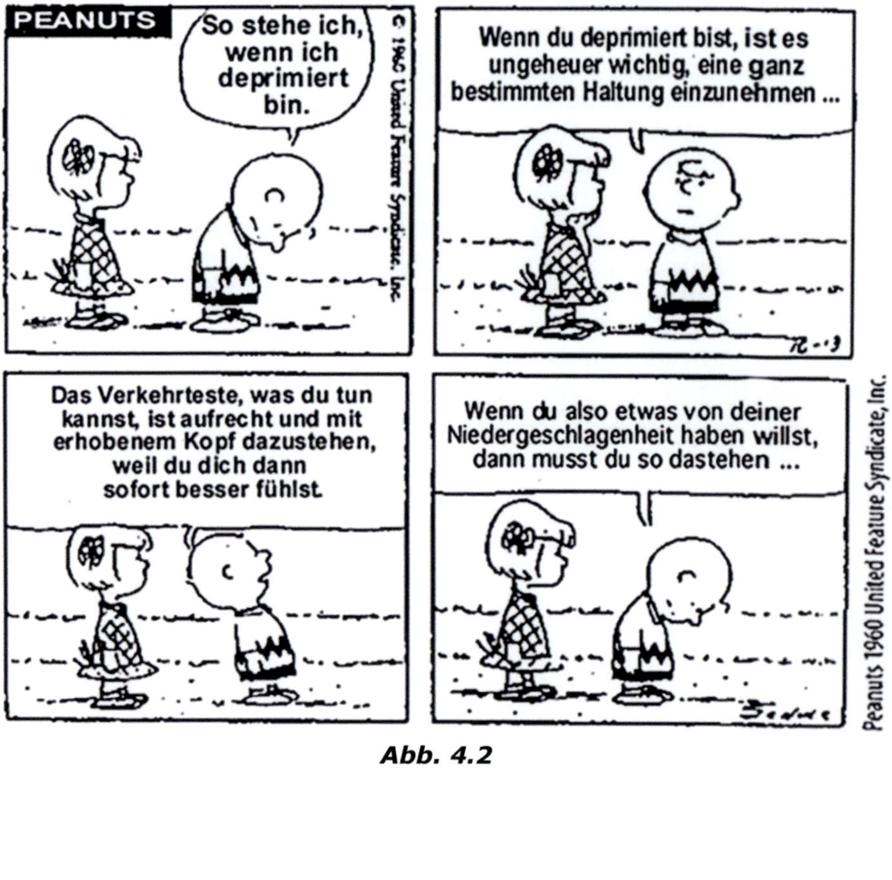
PEANUTS
So stehe ich, wenn ich deprimiert bin.
© 1960 United Feature Syndicate, Inc.
Wenn du deprimiert bist, ist es ungeheuer wichtig, eine ganz bestimmten Haltung einzunehmen ...
Das Verkehrteste, was du tun kannst, ist aufrecht und mit erhobenem Kopf dazustehen, weil du dich dann sofort besser fühlst.
Wenn du also etwas von deiner Niedergeschlagenheit haben willst, dann musst du so dastehen ...
Peanuts 1960 United Feature Syndicate, Inc.

Abb. 4.2

- Eine Studie (*Shwetha Nai et al.*, Health Psychology, 2009) mit zwei Gruppen nicht-depressiver Probanden, die an einem simulierten Vorstellungsgespräch teilnahmen, ergab, dass die Angehörigen der Probandengruppe, die während des Interviews eine zusammengesunkene Haltung einnahmen, eine signifikant negativere Selbsteinschätzung, schlechtere Stimmung und größere Angst zeigten als die Probanden einer Vergleichsgruppe, die in aufrecht sitzender Haltung am Interview teilnahmen.
- Testpersonen, die aufgefordert wurden, eine zusammengefallene Körperhaltung einzunehmen, reagieren später in einem Test hilfloser als Personen, die eine expansive, aufrechte Haltung einnehmen sollten. (*Riskind J.H., Gotay C.C.*, 1982; *Wilson V.E., Peper E.*, 2004)
- Eine zusammengesunkene Haltung beeinflusst auch das Gedächtnis negativ. (Studie in *Clinical Psychology and Psychotherapy*, 2011)
- Verschiedene Experimente zeigten, dass über eine Anspannung spezifischer mimischer Muskeln Lachen und Traurigkeit hervorgerufen werden konnten. (*Strack F.* et al., 1988 sowie *Larsen R.J.* et al., 1992)
- In einer Studie mit japanischen Schülern aus dem Jahr 2009 zeigten die Schüler mit aufrecht sitzender Haltung bessere Leistungen beim Schreiben lernen als die Schüler mit zusammengesunkener Haltung.
- Empirische Befunde zeigen, dass diejenigen Schüler, die beim Erklären von Mathematikaufgaben gestikulieren, bessere Leistungen zeigen als Schüler, die dabei keine Gesten ausführen. (*Cook S.W., Goldin-Meadow S.*, 2006)
- Mimik und Gestik sind bedeutsam für die Qualität der Eigen-wahrnehmung. Wenn beispielsweise die Mimik erstarrt, beeinträchtigt dies erfahrungsgemäß auch die Wahrnehmung der eigenen Gefühle.

2. Körpersprache generell

Die Kommunikation zwischen Menschen wird wesentlich von der Haltung sowie von Mimik und Gestik mitbestimmt [Abb. 3.4].

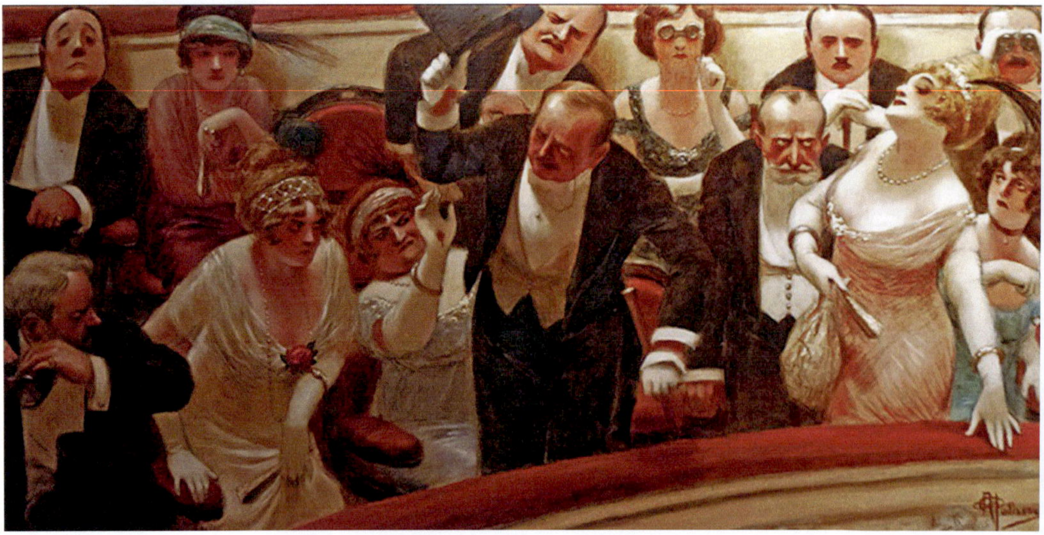

Abb. 4.3 *Körpersprache*

Wenn von Körpersprache die Rede ist, muss man unterscheiden:

- Körpersprache als Ausdruck des *Charakters*, der sich vor allem in der Körper*struktur* manifestiert, und
- Körpersprache als dem *aktuellen* Ausdruck der Person, der sich vor allem in der Körper*haltung* äußert.

Die Grenzen zwischen beiden Manifestationen sind allerdings nicht scharf zu ziehen.

Es gibt Haltungen, Mimik und Gesten, die alle Menschen der Erde gemeinsam haben. So ist der weiter oben beschriebene Zusammenhang zwischen Körperhaltung und Stimmung universell. Auch grundlegende soziale Beziehungsformen wie Zuneigung/ Abneigung oder Dominanz/Unterordnung sind universell durch ähnliche Körperhaltungen gekennzeichnet. Auch bestimmte Grundtypen von Gesten (Zeigen, Betonen, Pantomime Gesten, Form anzeigen) sind universell.

Daneben gibt es kulturelle sowie subkulturelle Unterschiede. So geht soziales Lächeln in der nordamerikanischen Kultur in der Regel mit einem Zeigen der Zähne einher, wohingegen in asiatischen Kulturen traditionell die Lippen geschlossen bleiben. Besonders bekannt sind kulturelle Variationen in der Gestik, etwa bei Südeuropäern im Vergleich zu Nordeuropäern.

Die Körpersprache einer Person wird also von universellen, kulturellen und individuellen Faktoren beeinflusst. Die individuellen Faktoren beinhalten nicht nur die subjektive Intention eines expressiven Bewegungsverhaltens, sondern auch den sozialen und seelisch-gefühlsmäßigen Kontext der betreffenden Person.

Verbales Sprechen und die sie begleitende Körpersprache/Gestik können kongruent sein oder sich widersprechen. Wenn sie sich widersprechen, kommen zwei Gründe in Betracht: Entweder drückt sich darin ein innerer Konflikt des Menschen aus, oder die Körpersprache straft der verbalen Aussage Lügen.

Körpersprache ist eine Antwort

Der Leib antwortet immer auf innere und äußere Eindrücke. Diese Antworten manifestieren sich in der Körpersprache als Ausdruck von Empfindungen und Gefühlen. Drei Eigenschaften dieser Antworten sind bemerkenswert:

1) Die Antworten sind immer authentisch, denn „der Leib kann nicht lügen".

   Selbst wenn mein Verstand oder mein Gefühl mich selbst und/oder andere täuschen will, spiegelt Körpersprache (Haltung, Mimik, Gestik) das wieder, was ich vorzutäuschen versuche.

   Auch innere Konflikte spiegeln sich in Körpersprache und -struktur.

   So kann es sein, dass eine Person einerseits gern auf andere Menschen zugeht, gleichzeitig jedoch aus Angst vor Nähe keine tiefere Beziehung zulässt. Diese Widersprüchlichkeit kann sich z.B. dadurch ausdrücken, dass der Körper einerseits Kontaktfreudigkeit signalisiert - durch nach außen gedrehte Arme und Beine sowie einen vorgeschobenen Kopf. Andererseits wird der Brustkorb aber eingezogen und nach hinten verschoben als Ausdruck eines „verschlossenen Herzens".

Oder ein Mensch führt eine wegstoßende Geste aus, verbalisiert aber zeitgleich, dass er immer an andere denkt und Harmonie möchte.

2) Die Antworten, die der Leib körpersprachlich auf innere und äußere Eindrücke gibt, sind schneller und vollständiger als die gefühlsmäßigen oder verstandesmäßigen Antworten.

3) Die Veränderung der Körpersprache und der damit verbundenen Gewohnheiten ist eine Möglichkeit, seelische Veränderungen zu bewirken. Dies kann geschehen durch eine systematische Ent-Identifizierung von dem eigenen Rollenrepertoire und führt zu einer Veränderung des Selbstbildes und der Reaktionen der sozialen Umgebung.

   Der Mensch wird in seinem Denken, Fühlen und Wollen freier und spielerischer. Je reicher das Verhaltensrepertoire eines Menschen, umso schwerer ist es, ihn von außen zu manipulieren, denn er ist weniger vorhersagbar und weniger leicht in ein Schema zu pressen. Umgekehrt gilt: je ärmer das Repertoire eines Menschen, desto leichter ist er zu manipulieren.

Zur Körpersprache in der Beziehung Praktizierender und Klient siehe S. 95 ff. und S. 105 f.

Eine detaillierte Liste möglicher Bedeutungen von körpersprachlichen Eigenarten findet sich in Handbuch 1, S. 126 ff.

3. Gestik

Anknüpfend an den Biologen *Bertalanffy* kann man sagen: Wenn wir die im Verlaufe eines Menschenlebens sich langsam verändernde Körperstruktur in einem räumlichen Gesamttableau anschauen könnten, würden wir eine einzige große Geste dieses Menschen sehen. Eine faszinierende Vorstellung: ein Menschenleben als eine einzige große Geste.

Geste als Sprache

Es gibt einen Unterschied zwischen instrumentellen Bewegungen - wie das Heben eines Gewichts oder dem Greifen eines Stiftes – und ausdrucksstarken Gesten.

Auf der Grundlage seiner Forschung betont der amerikanische Philosoph *Shaun Gallagher*, dass die expressive Geste mit der Sprache verbunden ist, „dass die Geste keine Form der *instrumentellen* Handlung, sondern eine Form der *expressiven* Handlung ist. ... Dies deutet darauf hin, dass sie eher Teil eines sprachlich-kommunikativen Systems als eines motorischen Systems ist und von diesem gesteuert wird".

Gallagher beschreibt den Fall von Ian Waterman. Infolge eines Virus erhielt Ian keine Rückmeldung mehr über seine Propriozeptoren unterhalb des Halses. Er musste Vision und eine ausgeklügelte Routine einsetzen, um jede instrumentelle Bewegung auszuführen, wie eine Tasse zu heben. Mit der Zeit hatte Ian gelernt und geprobt, seine Gesten zu kontrollieren, wenn er eine Geschichte erzählte. Solange er seine Hände sehen konnte, hat er ihre Bewegungen sorgfältig orchestriert, passend zu dem, was er sagte.

Ein weiteres überraschendes Beispiel: Kinder, die von Geburt an blind sind und daher noch nie etwas gesehen haben, gestikulieren mit ihren Händen, wenn sie sprechen - selbst wenn sie mit jemandem sprechen, der ebenfalls blind ist!

Die Geste als Sprache kann der Kommunikation mit anderen dienen, aber sie kann gleichzeitig auch etwas in uns selbst bewirken, indem sie eine Bedeutung erfasst oder erzeugt, die unsere Gedanken formt. Selbst wenn wir uns unserer Gesten nicht explizit bewusst sind, und selbst unter Umständen, in denen sie nichts zum kommunikativen Prozess beitragen, können sie implizit zur Gestaltung unserer Wahrnehmung beitragen.

Die Geste eines Menschen kann aus dem Kernbereich seines Leibes entstehen oder von der Peripherie (Gliedmaßen) her erfolgen. Der Kernbereich entspricht dem Sein des Menschen, die Gliedmaßen entsprechen seinem Tun. Wenn die Bewegung von Armen/Händen oder Beinen/Füßen direkt aus dem Kernbereich kommt, dann kommt sie direkt vom Sein her, ist authentisch und ausdrucksstark, ohne psycho-soziale Maskierungen oder Stereotypen, ohne aufgeblähtes Ego und ohne den „harten" Willen des „Machens".

Grundgesten

Vom Kleinkind bis zum Erwachsenen kann man drei Grundgesten unterscheiden, die sich jeweils unendlich ausdifferenzieren können:

- sich nach etwas ausstrecken (nach Kontakt, nach Nähe)
- heranholen (sich etwas nehmen)
- wegstoßen (etwas ablehnen, Distanz suchen, sich abgrenzen)

Vereinfachend können wir die drei Grundgesten auf zwei reduzieren: Stoßen (Push) und Greifen (Reach). Diese sind von biografischer Bedeutung. Sie werden entwickelt und individuell geprägt durch den Kontakt mit Eltern/Bezugspersonen während der ersten Lebensjahre.

Die seelischen Themen, die mit diesen Grundgesten verbunden sind:

- Unterstützung bekommen, indem man sich austreckt, um etwas zu bekommen oder um näheren Kontakt zu haben;
- Autonomie erwerben durch Wegstoßen, durch Abgrenzung.

Als Konsequenz einer gestörten Entwicklung in der Ausbildung beider seelischen Gesten können die Grenzen eines Menschen zu schwach oder zu stark sein. Im Fall der Grenzschwäche ist der Mensch nicht in der Lage, Grenzen zu ziehen oder zu halten; in seinem Ausdruck ebenso wie in Bezug auf die Eindrücke, die er von anderen empfängt. Im Falle zu starker Grenzen hat es ein Mensch schwer, Kontakt aufzunehmen oder sich *berühren* zu lassen.

Eine Folge mangelhafter Unterstützung in der Kindheit kann sein, dass ein Mensch resigniert in Bezug auf Unterstützung durch Kontakt/Beziehung. Manche dieser Menschen neigen auch dazu, immer „Ja" oder immer „Nein" zu sagen. Dieses „Ja" oder „Nein" erfolgt nicht aus einer bestimmten Situation heraus und gegenüber einer konkreten Person, sondern eher stereotyp und zwanghaft.

Nichtgestische Handbewegungen

Nichtgestische Handbewegungen sind Berührungsbewegungen, d.h. Selbstberührungen oder Berührungen von Kleidung, Schmuck, Stühlen und anderen Objekten. In unserem Zusammenhang geht es nur um solche Bewegungen, die im gegebenen Fall scheinbar zwecklos sind. Besonders interessant sind solche, die wiederholt und stereotyp ausgeführt werden.

Sie haben häufig eine psychische Funktion, können symbolische Handlungen sein. Klassiker sind: sich Kratzen, Spielen am Ring, Streichen der Haare, Knibbeln an den Fingern oder Kauen an den Fingernägeln usw. Sie können auf Verlegenheit, Nachdenklichkeit, psychische Anspannung o.ä. hindeuten, sie können aber manchmal auch eine Form der Selbstregulation sein, die zu einem erhöhten Wohlbefinden führt.

4. Praktische Übungen

Seelische Befindlichkeiten ändern

Schrittweise können seelische Befindlichkeiten durch eine Veränderung der Körperhaltung beeinfluss werden. Folgender Übungsablauf kann diesen Umstand an einem Beispiel erfahrbar machen:

1. Bei schlechter Stimmung (Angst, Hemmungen, Niedergeschlagenheit usw.) zunächst die damit verbundenen Eigenarten der Bewegung (beim Gehen, im Gespräch usw.) erspüren.
2. In einem nächsten Schritt bewusst die Haltung bzw. die Art, bestimmte Bewegungen auszuführen, verändern; und zwar entlang der Antworten auf folgende Fragen: Wer bin ich? Wo möchte ich hinkommen? Was möchte ich in Haltung, Mimik und Gestik und in meinen Bewegungen ausdrücken?

   Also zunächst bewusst (!) eine Diskrepanz zwischen Stimmung und äußerer Haltung herstellen.
3. Der dritte Schritt besteht darin, dass man beobachtet, ob und inwiefern sich die Gefühlsstimmung im Verlauf des zweiten Schrittes mit verändert.

Die Eigenschaft des Mutes beispielsweise kann durch folgende Haltungsveränderungen wachsen:

- Sich stehend oder sitzend zu voller Größe und Breite aufrichten, dem anderen in die Augen schauen, besonders bei wichtigen Äußerungen. Zwischendurch immer mal wieder wegschauen, also nicht anstarren.
- Sich auf gleiche Augenhöhe mit dem Gegenüber begeben (gegebenenfalls hinsetzen oder aufstehen).
- Schultern entspannt, Arme nicht verschränkt oder an sich gedrückt halten, Kopf beweglich in alle Richtungen schauen lassen. Voller Bodenkontakt.
- Keine Nervositätsgesten (Fußwippen, Herumnesteln)
- Eine Kleidung wählen, in der man sich wohlfühlt.
- Ein meist neutraler Gesichtsausdruck (ohne Lächeln).
- Entspannt atmen.

Eigenbeobachtung von Haltung und Gestik

Die Zusammenhänge können durch Eigenbeobachtung wahrnehmbar werden:

- Wie fühle *ich mich als Person* bei für mich typischen Gesten, Haltungen und Bewegungsabläufen des Alltags?
- Wie erlebe ich *die Welt* bei für mich typischen Gesten, Haltungen und Bewegungsabläufen des Alltags?
- Welche subjektiven, seelischen Bedeutungen haben bestimmte Arten des Bewegens für mich?

  Um wahrzunehmen, was unter der eigenen Körpersprache verborgen liegt, kann man Klischees, Haltung und Gestik übertreiben oder extrem langsam ausführen. Man kann auch einem Körperteil eine Stimme geben: Was will mir diese Körpergegend in und mit seiner Haltung/Geste sagen?

Lebensabschnitte

1. Kindheit und Jugend

Kinder bis zum Zahnwechsel

- Die ersten Lebensjahre sind entscheidend für den Umgang mit Stress und Schmerz sowie für das Immunsystem späterer Lebensalter. (*Joachim Bauer*, Psychoneuroimmunologe)
- Es ist die Periode des physischen Aufbaus. Die Lebenskräfte arbeiten am physischen Leib, besonders am Nerven- und Sinnessystem.
- Das Kind lernt durch Nachahmung. Auch die drei grundlegenden Kräfte im Menschen – Aufrechtgehen, Sprechen und Denken – entfalten sich durch Nachahmung. Deshalb sind die Körperhaltung und die moralische Haltung der Erwachsenen um das Kind herum grundlegend für Haltung und moralisches Verhalten im späteren Leben des Kindes.
- Bis zum 3. Lebensjahr etwa sind Ich und Welt eins. Dann, wenn das Nerven-Sinnes-System im Wesentlichen ausgebildet ist, beginnt das Kind erstmals von sich selbst als „Ich" zu sprechen (erste Ich-Geburt). Es sind die Anfänge des individuellen Selbstbewusstseins. Die Abgrenzung äußert sich in einer Trotzphase.

  Gleichzeitig beginnt das Kind, Fragen zu stellen („Warum?"). Damit versucht es, sein eigenständiges Bewusstsein ins Leben und in die gegenüberstehende Welt auszudehnen.

  Von dem Moment des ersten Ich-Erlebnisses an ist der Mensch erinnerungsfähig.
- Eine zu starke Betätigung der Gedächtniskräfte und abstraktes intellektuelles Lernen im Alter von 3-7 Jahren stellt eine zu frühe Inanspruchnahme der Tätigkeit der Lebenskräfte dar, die in diesem Alter noch ganz überwiegend auf die leibliche Entwicklung ausgerichtet sind. In der Konsequenz kann es zu einem schmal aufschießenden Wachstum und zur Beeinträchtigung der Gesundheit im Alter kommen, in dem die Lebenskräfte natürlicherweise schwächer werden.

Kinder bis zur Geschlechtsreife

- Ein Teil der Lebenskräfte strömt in Fantasie, Gedächtnis und Lernfähigkeit.
- Das Kind lernt sehr stark durch Verehrung/Liebe zu bestimmten Menschen, wenn es sie als authentische Autorität erlebt.
- Gewohnheiten und Normverinnerlichung bilden sich besonders in diesem Jahrsiebt. Geregelte Rhythmen im Jahres- und im Tagesablauf sind wichtig, damit es später nicht zu Schlafstörungen, Verdauungsproblemen, Herzrhythmusstörungen oder Asthma kommt.
- Mit dem 10. Lebensjahr etwa, wenn das rhythmische System von Herz und Lunge herangereift ist, verstärken sich intellektuelle Kräfte und individuelle Gefühle (zweite Ich-Geburt). Kinder sind eventuell mehr in sich gekehrt und etwas träumerisch, können aber auch aggressiv gegenüber Eltern und Lehrern sein.

Jugendliche

- Geschlechtsorgane und Muskulatur entwickeln sich. Die dramatischen leiblichen Veränderungen lösen Unsicherheit und Verwirrung aus. Ein neues Verständnis seiner selbst muss sich erst entwickeln (3. Ich-Geburt). Oftmals klaffen während dieses Prozesses Denken, Fühlen und Wollen auseinander.
- Jugendliche setzen sich kritisch mit der Umwelt auseinander. Manche tendieren in ihrer Rebellion Richtung Denken (Philosophie, Grübeln), manche Richtung Gefühl (Musik, Dichtung, Drogen) und manche Richtung Willen (Aktivität in der Welt). Gesucht werden Wahrheit und die eigene Authentizität.

Zur inneren Haltung der Praktizierenden

- Die innere Einstellung sollte liebevoll-fragend sein, nicht bewertend.
- Ein Gespür für das Wesenhafte des Kindes entwickeln durch Beobachtungen dieser Art: Wie geht das Kind, wie setzt es sich, wie steht es auf usw. Die Eindrücke mit in die Nacht nehmen, sie noch einmal gestaltwahrnehmend vergegenwärtigen.
- Jedes Kind, jeder Jugendliche, ist anders. Diese individuellen Unterschiede in Entwicklung und Charakterentwicklung erfordern

eine nichtschematisierende Einschätzung und Behandlung des Kindes/Jugendlichen.

- Für Schicksalsfragen offen sein. Was will *dieses* Kind bei *mir*?

Zur Kommunikation mit Kindern

- Auf gleicher Augenhöhe mit dem Kind kommunizieren
- Klar und bestimmt sein, dabei das Kind ansehen.
- Intonation, Tempo und Klang einer Aussage müssen mit dem Inhalt übereinstimmen Z.B. lächelnd Nein sagen ist ein inkongruentes irritierendes Verhalten.
- Authentisch sein, kein erstarrtes Dauerlächeln.
- Manchmal ist es hilfreich, den Gesichtsausdruck des Kindes mit der eigenen Mimik zu spiegeln.
- Bei Themen, über die das Kind nicht gern spricht, kann man eine indirekte Kommunikation durch ein Gespräch mit der Lieblingspuppe/dem Lieblingstier führen.
- Im Fall von Konflikten zwischen Eltern und Kind keine vorschnelle, einseitige Identifikation mit dem Kind gegen die Eltern eingehen, besonders wenn letztere abwesend sind.
- Dem Kind gegenüber den Eindruck vermeiden, man repariere an ihm herum.
- Kindern und Pubertierenden, die gern das Gegenteil von dem tun, worum man sie bittet, den Rückfall in das unerwünschte Verhalten „befehlen". (*Milton Erickson,* Psychotherapeut)
- Die Reaktion des Gewebes auf die Behandlung sagt mehr als Worte, ob das Kind/der Jugendliche die Behandlung (aktuell oder grundsätzlich) will oder nicht. Wenn das Gewebe Nein „sagt", sollte man das respektieren und notfalls die Eltern entsprechend informieren.
- Ältere Kinder und Jugendliche, die die Behandlung mochten, sollen sich – wenn sie es möchten, später *selber* wieder für weitere Termine melden. Das stärkt ihre Eigenständigkeit und lässt vermuten, dass es ihre eigene Motivation ist und nicht die der Eltern.

2. Die Lebensmitte

Diese Zeitspanne, in der für den Menschen Beruf und/oder Beziehung/Familie im Vordergrund der Lebensführung stehen, variiert von Mensch zu Mensch stark. Sie stellt die Lebensmitte dar zwischen Kindheit/Jugend und Alter.

Ungeachtet der individuellen Umstände und Unterschiede gibt es typische Probleme, die für den Menschen in dieser Zeit auftreten können. Probleme der Partnerbeziehung, der Familie und der Kindererziehung darzustellen, würde den Rahmen des Kapitels bei weitem sprengen. Ich beschränke mich daher auf berufliche Probleme und die Doppelbelastung vieler Frauen..

Berufliche Probleme

- Immer unter Druck stehen bis hin zum Burnout.
- Extreme Leistungsorientierung mit Macherattitüde.
- Unfähigkeit abzuschalten und genießen zu können.
- Männer neigen dazu, ihr privates soziales Netzwerk zu vernachlässigen.
- Gestresstes und ungesundes Essen, Drogenkonsum.

Doppelbelastung der Frau durch Beruf und Familie

Von Frauen wird vielfach erwartet, dass sie gleichzeitig verschiedene gesellschaftlich vorgegebene Rollen perfekt spielen. Frau soll gleichzeitig attraktive Partnerin, gute Mutter und Hausfrau sowie beruflich erfolgreich sein.

Diese Überforderung kann dazu führen, dass:

- Frau ihr berufliches Fortkommen vernachlässigt,
- einen zwanghaften Kontrollzwang entwickelt,
- starken Stimmungsschwankungen unterliegt,
- zum Müllschlucker für die Probleme anderer wird.

3. Wechseljahre

Sie sind oft geprägt von Problemen, wie sie typisch sind für Übergänge, für einschneidende Veränderungen. Die Themen sind bei Männern und Frauen jedoch unterschiedlich.

Mann

- Er überfordert sich häufig, weil er sich irrtümlich für so fit hält, wie er früher war.
- Er fühlt sich unter Leistungsdruck durch jüngere Kollegen.
- Burnout, entweder aufgrund der Arbeitsbedingungen oder weil man sich im Berufsleben überfordert hat.
- Oft sucht sich der Mann nach einer Trennung/Scheidung eine jüngere Partnerin. Deren realen oder vermeintlichen Erwartungen an seine Potenz verursachen ihm Stress.

Frau

- Probleme mit dem Aussehen und dem Gewicht
- Die Partnerwahl nach einer Scheidung/Trennung ist erschwert, weil gleichaltrige Männer sich oft jüngere Frauen suchen.
- Die Kinder gehen aus dem Haus. Diese Trennung fällt häufig besonders der Frau schwer. Denn falls sie nicht berufstätig ist, kommt ihr eine wesentliche Lebensaufgabe abhanden.
- Die oben geschilderten Umstände können zur Unzufriedenheit bis hin zur Depression und zu wechselnden physischen Symptomen führen.
- Wenn die eigenen Eltern oder die des Mannes noch leben, sind diese in der letzten Lebensphase und es ergeben sich neue Herausforderungen, die in der Regel von Frauen übernommen werden. Die Eltern sind eventuell auf pflegerische Hilfe angewiesen und ihr absehbares Hinscheiden intensiviert die Beziehung zu ihnen noch einmal in neuer Weise. Alte Konflikte werden getriggert.

4. Das Alter

Männliche und weibliche Qualitäten verändern sich

Auf der seelischen Ebene erlebt die Frau eine vorher oft verborgene männliche Qualität, was ihr größere Selbständigkeit verleiht. Damit kann jedoch auch eine gewisse Verhärtung einhergehen. Der Mann erfährt eine vorher eventuell verborgene weibliche Qualität, was ihm größere Empfindsamkeit verleiht, die jedoch auch in Sentimentalität oder Depression abgleiten kann. Im günstigen Fall besteht also für beide die Möglichkeit wachsender Ganzheit.

Das Rentenalter

In der Regel geht die Berufstätigkeit zu Ende, wenngleich es natürlich Menschen gibt, die auch im Rentenalter weiterarbeiten; sei es aus Leidenschaft für ihre Tätigkeit, sei es aus finanziellen Gründen. Menschen, die vorher extrem karriereorientiert ausgerichtet waren, erleben oft im Rentenalter neben vermehrten leiblichen Gebrechen eine innere Leere.

Neue Freiräume eröffnen sich. Damit verbunden stellt sich die Frage: Was fange ich mit dem Rest meines Lebens an? Im günstigen Fall ergibt sich die Gelegenheit zu freier schöpferischer Betätigung und zu verstärktem sozialen Engagement. Manche Aktivität, die vielleicht an Sehnsüchte aus der Jugendzeit rührt, kann jetzt noch einmal aufgegriffen werden.

Einsamkeit

Häufig – so der Gerontologe *Dr. Andreas Kruse* - wird die Tendenz älterer Menschen, sich mehr nach innen zurückzuziehen, von ihrer Umgebung nicht genügend respektiert.

Aber es gibt auch Tendenzen zur Vereinsamung. Einsamkeit ist – wenn sie keine anderen Gründe hat - nicht selten eine Begleiterscheinung von zu starker Abgrenzung. Immerhin 65% der Menschen über 70 Jahre fühlen sich einsam. (*Altenbericht der deutschen Bundesregierung,* 2001). Im Falle zu starker Abgrenzung ist der Mensch unfähig, Kontakt aufzunehmen oder sich helfen zu lassen. Auch dieses Phänomen beobachtet man nicht selten bei älteren Menschen, besonders bei Männern.

Frauen haben dies Problem weniger als Männer, weil sie – nicht erst im Alter, sondern ihr ganzes Erwachsenendasein lang - soziale Kontakte und Freundschaften in höherem Maße als Männer pflegen.

Gesellschaftliche Ausgrenzung, Angst vor dem Altern

Die für viele vor- oder frühgeschichtliche Gesellschaften selbstverständliche Institution der „Weisen Alten", denen ein herausragender Status deshalb zukommt, weil sie über einen reifen Erfahrungsschatz verfügen, gibt es schon lange nicht mehr. Das mag vielfach auch an den Alten selber liegen, denen es häufig doch an Weisheit fehlt. Es gibt aber auch eine Stigmatisierung, die ihnen unterstellt, sie würden sich nicht mehr auskennen, nicht mehr mitkommen mit den Veränderungen und weniger leistungsfähig seien. Und das, obwohl „die Produktivität und Zuverlässigkeit der älteren Mitarbeiter unter dem Strich höher ist als die der jungen" (*Axel Börsch-Supan*, Max-Planck-Institut München, 2005).

Menschen fürchten sich, weil das Altern als etwas Unnatürliches dargestellt wird. Überall wird propagiert, dass man durch gesunde Ernährung, Sport, einen gesunden Lebensstil, Schönheitsoperationen und Kosmetika jung bleiben könne. Da schämen sich viele Ältere, denen Alterserscheinungen nicht erspart bleiben, weil sie glauben, sie hätten etwas falsch gemacht.

Anti-Aging ist eine medizinische und kosmetische Bewegung, gekennzeichnet durch Behandlungen, Eingriffe und Lebensweisen, die das biologische Alter hinauszögern, stoppen oder rückgängig machen wollen. Dabei geht es dann oft nicht mehr um eine gesunde Lebensweise. Es ist vielmehr das permanente und zwanghafte Ankämpfen gegen das biologische Altern, gegen die natürlichen Alterungsprozesse.

Das künstliche Hormon Melatonin soll das Altern hinauszögern, doch hält der straffende Effekt nur eine gewisse Zeit lang an, bevor der Körper, vollkommen ausgelaugt, in Falten zerfällt. Hinzu kommt, dass die Langzeitnebenwirkungen von Hormonpräparaten noch weitgehend unerforscht sind.

Manche Männer versuchen durch die Gründung einer neuen Familie mit einer jüngeren Frau die anstehende Auseinandersetzung mit dem Älterwerden aufzuschieben.

Die Frage nach dem Sinn und der Endlichkeit des Lebens

In früheren Zeiten ergab sich der Lebenssinn oft aus den biologischen Funktionen, der gesellschaftlichen Stellung und religiösen Aspekten. Heute, in Zeiten des Individualismus und des Materialismus, ist es hingegen ungleich schwieriger, Zweck und Ziele des Daseins und Handelns zu definieren. Somit ist die Frage nach dem Lebenssinn nicht mehr so einfach zu beantworten.

Das Wirken des Menschen, sein Lebensweg und sein Glück liegen mehr als früher in seiner Hand. Er hat – zumindest theoretisch - unendlich viele Möglichkeiten, sich zu verwirklichen, fühlt sich diesen Anforderungen jedoch nicht immer gewachsen. Dies gilt besonders für die letzten Lebensabschnitte, wenn die Frage nach der Bilanz des eigenen Lebens in den Vordergrund tritt.

Tod und Sterben haben für die meisten Menschen etwas Beängstigendes. Neben dem Wunsch, ohne langes Leiden sterben zu können, stellt sich die Frage, ob und was nach dem Tod kommt. Die einen finden eine spirituelle Antwort auf diese Frage, andere nehmen einen eher nihilistischen Standpunkt ein, wieder andere sehen sich als Agnostiker und versuchen dem gelebten Leben einen eigenen persönlichen Sinn zu geben.

Sexualität und sexuelle Orientierung

1. Mit der Sexualität verbundene Probleme

Eine repräsentative Umfrage des *Universitätsklinikums Hamburg-Eppendorf* ergab 2019, dass 33 % der befragten Männer in den zwölf Monaten vor der Befragung ein sexuelles Problem oder mehrere hatten, bei den Frauen waren es 46 %.

Schwierigkeiten, die Männer wie Frauen betreffen können, sind:

- Unfruchtbarkeit bzw. ausbleibende Schwangerschaft
- Libidostörungen und Orgasmusprobleme
- die physischen Erscheinungen der Wechseljahre
- in fortgeschrittenem Alter die erschwerte Wahl eines Sexualpartners

Häufige Themen bei Frauen sind:

- Hormonelle Probleme
- Menstruationsbeschwerden
- traumatische Geburtserlebnisse
- Abtreibung
- Inkontinenz
- Unterleibsschmerzen beim Geschlechtsverkehr

Häufige Probleme von Männern sind:

- Erektionsprobleme
- Impotenz(ängste)
- vorzeitiger Samenerguss.

Weil alle Aspekte leiblichen Lebens im Prozess struktureller Integration eine Rolle spielen können, gilt dies auch für die Sexualität und damit verbundene Themen wie z.B. Geburtstraumata. Erfahrungsgemäß kann Strukturelle Integration bei einigen dieser Themen auch dann hilfreich sein, wenn darüber nicht explizit gesprochen wird.

Manchmal jedoch sprechen Klienten ein diesbezügliches Thema direkt oder indirekt an. In diesen Fällen sollte sich der Praktizierende nicht scheuen, solche Äußerungen gesprächsweise aufzugreifen.

2. Sexuelle Orientierung

Neben Heterosexualität, Homosexualität (Lesben und Schwule) und Bisexualität (Männer oder Frauen, die sich sowohl zu Männern als auch zu Frauen sexuell hingezogen fühlen) gibt es Gruppen von Menschen, deren geschlechtsrollenbezogene (gender) oder sexuelle Orientierung komplexer ist (divers).

Es gibt Theorien, die Geschlechtsidentität vom biologischem Geschlecht unterscheiden. Eine der wichtigsten Vertreter*innen dieses Theorieansatzes ist *Judith Butler*. Butler stellte die binäre Geschlechterordnung radikal in Frage, bezeichnete sowohl das biologische Geschlecht als auch die Geschlechtsidentität als gesellschaftliches Konstrukt und betonte die Vielfältigkeit und Veränderbarkeit von Geschlecht.

Man muss dieser Sichtweise nicht folgen, aber es bleibt festzuhalten: Die Welt der Geschlechterrollen und der sexuellen Lebenspraxis ist vielfältig und weist fließende Übergänge auf.

Alle Menschen, die nicht den herkömmlichen Vorstellungen von Normalität entsprechen, also Homosexuelle, Bisexuelle und besonders „queere" Personen haben in der Gesellschaft häufig große Probleme, weil sie diskriminiert und angefeindet werden. Hinzu kommt, dass Suche und Leben der eigenen geschlechtlichen Orientierung vielfach mit seelischen Nöten verbunden sein kann.

Man kann davon ausgehen, dass Praktizierende der Strukturellen Integration in Zukunft mehr und mehr mit betroffenen Menschen zu tun haben, da diese sich zunehmend outen und gegebenenfalls ihre Probleme offenbaren, die sie mit der Gesellschaft oder mit sich selber haben.

Um sich in der sehr differenzierten Gender-Welt zurechtzufinden und empathisch mit den betreffenden Menschen umgehen zu können, ist ein Vorwissen über relevante Begrifflichkeiten nützlich. Deshalb an dieser Stelle ein Überblick:

- **Intersexuelle** Menschen haben angeborene Geschlechts-merkmale, die von der herrschenden Norm nicht als eindeutig akzeptiert werden, die also nicht in die Kategorien männlich oder weiblich passen, sei es genetisch, hormonell oder anatomisch.

Manche Intersexuelle bezeichnen sich auch als Hermaphroditen oder Zwitter. Wissenschaftliche Schätzungen für Deutschland sprechen von 80.000 bis 120.000 Intersexuellen. In diesem Kreis gebe es aber 4000 Varianten. (*Verein Intersexuelle Menschen e.V.*) Viele Menschen bemerken ihre Intersexualität erst in der Pubertät.

Angesichts von erzwungenen Operationen erleiden Intersexuelle vielfach physische wie seelische Schmerzen. Entsprechend fordern intersexuelle Menschen ein Verbot von Operationen und Hormonbehandlungen an Säuglingen und Kindern Frühestens wenn eine Person im Jugendalter angekommen ist und die Tragweite der Eingriffe ermessen kann, soll sie sich dazu entschließen können.

Intersexuelle haben meist keine gesundheitlichen Probleme, die operativ behoben werden müssten. Meistens operieren die Ärzte bloß, um die Genitalien an die Norm anzupassen. Dabei wird in Kauf genommen, dass die Zeugungsfähigkeit der Operierten zerstört oder das Lustempfinden beeinträchtigt werden kann. Viele Intersexuelle fühlen sich später verstümmelt und von ihrer eigentlichen Geschlechteridentität entfremdet.

Seit 2013 muss in Deutschland das Geschlecht intersexueller Säuglinge nicht mehr in das Geburtenregister eingetragen werden. Nach einem Urteil des deutschen Bundesverfassungsgerichtes wurde 2018 im Personenstand sogar eine dritte Geschlechtsoption für Intersexuelle eingeführt.

Für die Eltern intersexueller Kinder bleibt es in jedem Fall eine große Herausforderung, sich dem gesellschaftlichen Druck zur Anpassung an die Norm nicht zu beugen. Schließlich wollen sie ihr Kind vor der Ausgrenzung schützen.

- **Transsexuelle** (Transidente) identifizieren sich nicht mit dem Geschlecht, in dem sie bislang gelebt haben und möchten sowohl physisch als auch sozial im anderen von zwei Geschlechtern leben. Es besteht der starke Wunsch, den Körper durch hormonelle oder operative Maßnahmen in Übereinstimmung mit ihrer Identität zu bringen. Manche Transsexuelle lassen gleichwohl nur partielle Angleichungen vornehmen, andere verzichten sogar ganz darauf. Da sie ihre geschlechtliche Identität ja haben, nennen sie medizinische Eingriffe in diese Richtung „Geschlechts*anpassung*".

In der Wissenschaft gehen die Ansichten über die Ursachen des Wunsches nach anderen physischen Geschlechtsmerkmalen weit auseinander. Biologische Hypothesen gehen davon aus, dass es bei der pränatalen Entwicklung transsexueller Menschen zu Inkongruenzen gekommen ist, die später das Gefühl verursachen, „im falschen Körper" zu sein. Kulturell orientierte Richtungen gehen davon aus, dass Transsexuelle die ihnen bei der Geburt gemäß ihren Genitalien zugewiesene Geschlechterrolle radikal ablehnen. Operative Maßnahmen wären dann ein Schritt zur Anpassung an die gewünschte soziale Rolle.

Der Wortbestandteil „sex" bezieht sich zwar auf physische Geschlechtsmerkmale. Da der Begriff aber fälschlicherweise den Eindruck erweckt, er beziehe sich auf sexuelles *Verhalten*, werden von vielen Betroffenen die Begriffe Transgeschlechtlichkeit oder Transidentität bevorzugt.

Transidente Menschen sind großem gesellschaftlichen Druck ausgesetzt. Sie werden häufig angefeindet, physisch bedroht oder sogar ermordet.

Transidente Männer und Frauen haben weltweit mit rechtlichen, medizinischen und finanziellen Fragen zu ringen. So müssen sie sich in Deutschland einen „klinisch relevanten Leidensdruck" bescheinigen lassen, wenn die Krankenkasse die Kosten für medizinische Geschlechtsangleichungen tragen soll, sowie zwangsweise Psychotherapien oder Untersuchungen über sich ergehen lassen, die entwürdigend sein können, wenn sie von unwissenden oder unsensiblen Ärzten durchgeführt werden.

Das deutsche Bundesverfassungsgericht hat jedoch mehrere Teile des Transsexuellengesetzes für verfassungswidrig erklärt und die Lage damit für die Betroffenen deutlich erleichtert. So ist die Personenstandsänderung mit dem Urteil aus dem Jahr 2011 in Deutschland auch ohne geschlechtsangleichende Operationen möglich.

- **Transgender**: Trans ist das lateinische Wort für „jenseits", „darüber hinaus". Gender ist der englische Begriff für das soziale Geschlecht. Transgender wird im allgemeinen als Obergriff für alle Menschen verwendet, welche die ihnen von der heterosexuellen Norm zugewiesene Geschlechterrolle ablehnen und darum regelmäßig im Alltag davon abweichen.

Im engeren Sinne werden auch Transsexuelle als Transgender bezeichnet – was in dieser Gruppe aber umstritten ist. Denn manche Transsexuelle wollen nicht mit Leuten in einen Topf geworfen werden, die einfach aus der Geschlechterrolle fallen, ohne aber physische Angleichungen an die gelebte Geschlechter-rolle zu wünschen. Von ihnen wollen sich diese Transsexuellen auch über die Bezeichnung abgrenzen. Allerdings bezeichnen sich auch Menschen als transsexuell, die keine Operationen oder hormonelle Eingriffe anstreben. Darunter sind auch solche, die sich weder als Mann noch als Frau verstehen wollen („nicht binär", „genderqueer").

Das Wort „Transgender" wird aber auch im ganz weiten Sinne verwendet. So nehmen es auch schon viele Lesben und Schwule für sich in Anspruch, weil sie mit ihrem Rollenverhalten, ihrer Bekleidung oder ihrem Empfinden nicht dem entsprechen, was sich die Mehrheitsgesellschaft unter dem Verhalten „richtiger Frauen" und „richtiger Männer" vorstellt, weil sie also die von der Mehrheit gesetzten Geschlechtergrenzen überschreiten.

- **Drag Queens** fallen auf. mit ihren großen bunten Perücken, ihren glitzernden Kleidern und ihren hochhackigen Schuhen.

  Als „Drag Queens" bezeichnen sich üblicherweise Personen mit männlicher Identität, wenn sie eine bestimmte Kleidung anlegen, die nach der heterosexuellen Norm für das andere Geschlecht vorgesehen ist und dabei deutlich übertreiben. Das lesbische Pendant sind Drag Kings.

  Der Begriff „drag" stammt aus der anglo-amerikanischen Homo-Szene. Verschiedene Hypothesen über die Herkunft der Bezeichnung kursieren: Drag könnte z.B. die Abkürzung für „Dressed Resembling A Girl" („angezogen nach Art eines Mädchens") sein.

- **Asexuelle** Menschen verspüren kein oder kaum sexuelle Anziehung zu anderen Menschen und kein Verlangen nach sexueller Interaktion. Sie werden zusammen mit a-romantischen und agender Personen durch das „A" in dem Akronym LGBTIQA repräsentiert.

  Zirka ein Prozent der Bevölkerung identifiziert sich als asexuell. Der Studie zufolge liegt der Anteil an asexuellen Frauen etwas höher als der an asexuellen Männern.

Unter denjenigen, die in *Bogaerts* Studie „Ich habe mich nie sexuell zu jemandem hingezogen gefühlt" antworteten, lebten 30 % der Männer und 25 % der Frauen in einer Beziehung, einige hatten Kinder.

Es gibt asexuelle Menschen, die sich emotional zu einer anderen Person hingezogen fühlen und sich romantische Beziehungen wünschen. Manche von ihnen sind mit ihrem Partner sexuell aktiv, dem Partner zuliebe oder um einen Kinderwunsch zu realisieren. Andere asexuelle Personen empfinden diese romantische Anziehung nicht, sie verlieben sich nicht und haben kein Verlangen nach einer Liebesbeziehung.

Unter asexuellen Menschen gibt es nicht wenige, die aufgrund schlechter Erfahrungen oder sexualisierter Gewalt keine sexuellen Empfindungen mehr erleben können.

- Die Vorsilbe „trans" bedeutet lateinisch „jenseits", „darüber hinaus", die Vorsilbe „cis" bedeutet „diesseits". Als **Cisgender** werden Menschen bezeichnet, deren Geschlechtsidentität demjenigen Geschlecht entspricht, das ihnen bei der Geburt zugewiesen wurde. Dies trifft auf die große Mehrheit der Menschen zu. Dass es für die Mehrheit überhaupt eine Bezeichnung gibt, wird deren Mitglieder möglicherweise erstaunen.

- **LGBTI** ist die Abkürzung für die englischen Wörter Lesbian, Gay, Bisexual, Transexuell/Transgender und Intersexual (deutsch: Lesbisch, Schwul, Bisexuell, Transsexuell/Transgender und Intersexuell). Sie kam in den USA in den neunziger Jahren auf. Inzwischen wird sie auch in Deutschland verwendet.

  Allerdings steht die Abkürzung LGBTI auch in der Kritik. Manche Transsexuelle, Transgender oder Intersexuelle fühlen sich mit ihren spezifischen Problemlagen von den homo- und bisexuellen Aktivisten nicht gut repräsentiert.

  Wieder andere Menschen wollen nicht auf einen der Buchstaben in LGBTI festgelegt werden. Um der von ihnen gewünschten Uneindeutigkeit in sexueller und sozialer Geschlechtsidentität gerecht zu werden, wird darum auch ein Sternchen angehängt: LGBT*I*. Oder es werden Buchstaben hinzugefügt, etwa Q für Queer oder Questioning. Auch damit sind aber nicht alle zufrieden.

Denn wenn aus Angst, jemand könne von der Definition ausgeschlossen werden, bald alle mitgemeint sind, ist es kaum noch möglich, politische Interessen zu vertreten, wird argumentiert.

- Das Akronym **FLINTA*** steht für Frauen, Lesben, intersexuelle, nicht-binäre, trans und a-gender Personen – also für all jene, die aufgrund ihrer Geschlechtsidentität patriarchal diskriminiert werden. Der Begriff FLINTA* wird oftmals verwendet, um deutlich zu machen, wer in bestimmten Räumen und bei bestimmten Veranstaltungen willkommen ist.

  Mit Frauen sind in dem Akronym meist cis hetero Frauen gemeint, also Frauen deren biologisches Geschlecht mit ihrer Geschlechtsidentität übereinstimmt.

  Obwohl Lesbischsein gemeinhin als sexuelle Orientierung und nicht als Geschlechtsidentität gilt, wurde der Begriff in die Abkürzung aufgenommen, um zu kritisieren, dass in der heteronormativen Gesellschaft häufig davon ausgegangen wird, Sex und Liebesbeziehungen mit cis Männern sei ein fester Bestandteil von Weiblichkeit.

  A-gender Personen, manche nutzen auch die Selbstbezeichnung genderless, fühlen sich keinem Geschlecht zugehörig und lehnen das Konzept von Geschlecht teilweise komplett ab. A-gendersein ist eine spezifische Ausprägung von Nicht-Binärität, weshalb manchmal auch die Abkürzung FLINT* verwendet wird, wobei a-gender Personen sich entweder dem N oder dem Sternchen zuordnen können.

  Das Gendersternchen soll jene Personen miteinbeziehen, die sich in keinem der Buchstaben wiederfinden, aber ebenfalls aufgrund ihrer Geschlechtsidentität in einer patriarchalen heteronormativen Mehrheitsgesellschaft marginalisiert werden. Sprich alle, die kein cis Mann sind - auch schwule oder bisexuelle cis Männer gehören daher nicht zu dieser Gruppe.

Strukturelle Integration und persönliches Wachstum

1. Mögliche seelische Wirkungen

Seele und Leib, so meine ich, reagieren sympathetisch aufeinander: eine Veränderung in dem Zustand der Seele erzeugt eine Veränderung in der Gestalt des Leibes und umgekehrt: eine Veränderung in der Gestalt des Leibes erzeugt eine Veränderung in dem Zustand der Seele.

Aristoteles (Physiognomik, Kapitel IV)

Wir behandeln physische Körper nur, um den Menschen die Möglichkeit zu geben, sich persönlich weiterzuentwickeln.

Ida Rolf (Zitat: Emmett Hutchins)

Wenn ein Mensch keine Ordnung in sich hat, kann er keine Ordnung um sich herum verbreiten.

Ezra Pound (Schriftsteller)

Strukturelle Integration erhebt nicht den Anspruch, eine Psychotherapie zu ersetzen. Dennoch machen viele Menschen im Verlauf der Sitzungen heilsame Erfahrungen, die denen einer guten psychotherapeutischen Behandlung entsprechen oder die auf anderen Wegen einer Persönlichkeitsentwicklung erreicht werden.

Nicht selten sind Transformationen auf der seelischen Ebene Begleiterscheinung oder Ergebnis der Wandlungen auf der leiblichen Ebene. Strukturelle Integration kann nämlich über den somatischen Zugang heilsame selbstregulierende Prozesse einleiten in Bezug auf seelische Verkrampfungen, Depressionen, Ängste, Gefühllosigkeit usw.

Die Möglichkeit dazu hängt vor allem von zwei Faktoren ab:

- Der Praktizierende muss bereit und in der Lage sein, seelische Prozesse im Verlauf der Strukturellen Integration zu begleiten.
- Der Klient muss ein Bedürfnis und eine Offenheit haben für Gesichtspunkte, die über die leibliche Ebene hinausgehen. Die

Erfahrung zeigt, dass vor allem Menschen, die gerade in einer Umbruchsituation ihres Lebens stehen, eine Krise durchmachen oder sich längere Zeit schon mit unbearbeiteten Themen leben, bewusst oder unbewusst für diese Dimension offen sind.

An dieser Stelle ist aber auch zu betonen, dass es manchmal für Klienten notwendig oder sinnvoll bzw. angemessener ist, neben oder an Stelle der Strukturellen Integration eine Psychotherapie in Anspruch zu nehmen.

Mögliche seelische Resultate der Strukturellen Integration lassen sich unter verschiedenen Gesichtspunkten betrachten:

Reintegration leiblicher Empfindung in die Ich-Wahrnehmung

Im Laufe der letzten Jahrhunderte haben sich Leib, Seele und Geist im subjektiven Erleben des Menschen immer weiter voneinander entfernt und verselbständigt. Viele Menschen haben die Fähigkeiten einer subtilen Leibes- und Ich-Wahrnehmung verloren. Man kann von einer weitverbreiteten „kinästhetischen Dystonie" sprechen. Der Leib wird vom ganzheitlichen Ich-Erleben abgespalten und als Objekt behandelt. Bewusstseinsgeschichtlich betrachtet war das der Preis für die Entwicklung des rationalen Denkens.

Was in manchen früheren Kulturen oder bei naturnah lebenden Völkern noch instinktives Spüren und Erleben war/ist, muss sich der heutige Mensch bewusst erarbeiten. Strukturelle Integration kann beim Menschen die Leibwahrnehmung sensibilisieren, seine Kinästhetik verbessern. Damit verbunden ist eine intensivere Erlebnisfähigkeit. Diese Veränderungen können auch dazu führen, dass der Mensch auch unter seelischen Aspekten von der Sprache und den Empfindungen seines Leibes viel lernen kann.

Umgang mit leiblichen und seelischen Bedürfnissen

Viele Klienten berichten, dass sich ihr Kontakt zu eigenen seelischen und/oder physischen Bedürfnissen und Gefühlen durch die Strukturelle Integration verstärkt hat. Einige Beispiele:

- Für Menschen, die in ihrer Kindheit oder auch später zu wenig Körperkontakt hatten, kann schon das Erleben einer fürsorglichen, Halt gebenden Berührungsweise heilsam sein.
- Eine positive Erfahrung von leiblicher Berührung bei der Strukturellen Integration bringt es häufig mit sich, dass die Angst vor Berührung und physischer Nähe abnimmt.

- Menschen erleben nicht selten ihre Sexualität lustvoller.
- Es entwickeln sich eine sensiblere Wahrnehmung der eigenen leiblichen Grenzen und ein schonenderes Umgehen mit sich.

Selbsterkenntnis

Auf den eigenen Leib zu hören dient ehrlicher Selbsterkenntnis in Bezug auf Denken, Fühlen und Wollen. Die Antworten, die der Leib körpersprachlich auf innere und äußere Eindrücke gibt, sind schneller und ganzheitlicher als die gefühlsmäßigen oder verstandesmäßigen Antworten. Ein aufmerksamer Zeuge zu sein für die Antworten des Leibes, das hilft, sich selbst und anderen Menschen unmittelbarer, ehrlicher und sensibler zu begegnen.

Entfaltung der Persönlichkeit

- Strukturelle Integration setzt im günstigen Fall die ganz individuellen Potentiale der jeweiligen Klientin frei. Der Mensch verwirklicht seine persönliche Gesetzlichkeit, die in ihm liegt. Dies ermöglicht einen freieren und authentischeren Ausdruck der Persönlichkeit.
- Strukturelle Integration kann eine steckengebliebene oder stagnierende geistig-seelische Entwicklung wieder anstoßen. Dies gilt für physische und seelische Reifungsprozesse sowohl von Kindern als auch von Erwachsenen. Es kommt manchmal zu regelrechten Nachreifungsprozessen.
- Die Methode kann hilfreich sein, wenn die physische Ebene der seelisch-geistigen Ebene in der Entwicklung hinterherhinkt.

Seine innere Linie finden und darin leben

Die strukturelle Neuordnung des Leibes fördert die Qualität der inneren Vertikalachse, der „inneren Linie". Diese ist nicht eindimensional zu verstehen. Es handelt sich vielmehr um einen inneren *Raum*, der sich um die Schwerkraftlinie bzw. Unterstützungslinie herum organisiert.

Für Ida Rolf war die innere Linie das Prinzip im Menschen, das – Himmel und Erde verbindend – den menschlichen Leib energetisch durchdringt und organisiert. Sie sah die „innere Linie" als Lehrer des Menschen an. Wenn der Mensch sich in seine innere Linie einspürt, sie aktiv aufsucht, kann er ihre Qualitäten erleben:

- Ein in sich ruhendes Sein
- Präsenz

- Authentizität
- Intentionalität, Orientierung
- Spiritualität *und* Bodenständigkeit

Hier einige -sinngemäß wiedergegebene - Äußerungen von *Emmett Hutchins*, einem Schüler von *Ida Rolf*, zum Thema innere Linie:

- Es ist einfach, sich der Menge anzupassen, wenn man nicht auf seiner Linie ist. Eine Person „in ihrer Linie" ist nicht so leicht berechenbar.
- Eine solche Person spürt eher, wenn jemand mit unguten Absichten in ihrem „Feld" ist - die sensorische Peripherie ist stark erweitert.
- Andere Menschen geben dieser Person Raum, weil sie eine Aura spüren. Hutchins erzählt, wie er in einem überfüllten Pendlerzug saß und durch das Gedränge der Menschen eingezwängt war. Als er aktiv seine innere Linie aufsuchte, war plötzlich viel Platz um ihn herum.

Ordnung und Klarheit

- Durch die Neuordnung des Leibes dehnt sich diese höhere Ordnung tendenziell auf andere Ebenen des psycho-physischen Kontinuums der Persönlichkeit aus.
- Im Aufrichten lernt der Mensch, sich teilweise von der Schwere zu befreien und einen inneren Abstand zu Dingen zu gewinnen. Dadurch kann er sie klarer erkennen und durchschauen.
- Ein Zugewinn an Klarheit betrifft häufig auch innere Widersprüchlichkeiten, welche die Entscheidungsfreude hemmen.

Flexibilität und Sicherheit

- Eine breitere Palette von – ökonomischen, flexiblen wie stabilen – Haltungs- und Bewegungsmustern eröffnet neue Optionen auch auf der Ebene der Denkgewohnheiten, der Empfindungen und des Verhaltens.
- Ein sicherer Umgang mit der Schwerkraft und mit dem Raum ist ein wesentlicher integrierender Faktor nicht nur für ausbalancierte Bewegung, sondern auch für ein inneres Gleichgewicht, das Sicherheit und Geborgenheit vermittelt.

  Wenn man einer autoritären Person oder etwas Bedrohlichem gegenübersteht, kann die Schwerkraft eine Ressource sein. Wenn man sich nämlich auf etwas stützt, das tiefer liegt als die eigenen Gedanken, kann man sich in gewissem Maße davon befreien, sich auf die Bedrohung zu fixieren. Die Bedrohung kann sich dann auf einen kleineren Teil der eigenen Raumerfahrung reduzieren, anstatt sie zu dominieren. Dann können wir besser auf die Situation reagieren.

- Bestimmte immer wiederkehrende emotionale Zustände schlagen sich in Körperhaltung und -sprache nieder. Doch auch das Umgekehrte ist richtig: Immer wieder eingenommene Fehlhaltungen, die schlussendlich zur Struktur gerinnen, prägen langfristig die *emotionale Erfahrungswelt* eines Menschen. Hier kann Strukturelle Integration einen Umstimmungsprozess anstoßen.
- Leibliche Handicaps wie eine zusammengesunkene Haltung, ein tollpatschiger Gang, ein ungelenkes Auftreten, ein für physische Aktivitäten unbrauchbares Bein etc. können bei den Betroffenen Unsicherheit und Minderwertigkeitsgefühle hervorrufen. Es liegt auf der Hand, was eine somatische Veränderung für diese Menschen bedeutet.

Gelassenheit und Krisenbewältigung

- Die Verbesserung des Stoffwechsels durch Erhöhung der Leitfähigkeit des Bindegewebes und seiner Grundsubstanz stärkt nicht nur das Immunsystem, sondern begünstigt auch die physiologischen Grundlagen einer ausgeglichenen Psyche, so die beiden Biologen *d'Udine* und *Juhaiv*.
- Durch die Förderung des dynamischen Gleichgewichts im Autonomen Nervensystem verbessern sich die selbstregulierenden Verarbeitungsmöglichkeiten von emotionalen Belastungen und Stress. Es entsteht eine größere innere Gelassenheit
- Das hydrostatische Modell von Struktur (Aufrechtsein = minimal mehr Druck von innen nach außen als von außen nach innen) ist auch im übertragenen, psychologischen Sinn gültig: Aufrechtsein = Der Mensch kann besser einem Druck von außen standhalten.
- Das chinesische Wort für Krise (*wie-ji*) setzt sich zusammen aus den Worten *wie* (die Gefahr und *ji* (eine gute Gelegenheit, eine Chance). Strukturelle Integration kann helfen, auch in Krisen in der Vertikalen zu bleiben anstatt sich zu verkürzen.

Psychotherapie

Nicht selten kommen solche Klienten, die sich gerade in einer Psychotherapie befinden, deren Verlauf jedoch stagniert. In diesen und anderen Fällen hat sich eine Kombination von Psychotherapie und Struktureller Integration oft bewährt.

Körperstruktur und Bewegungsmuster sind gelebte Erfahrungen des Einzelnen, prägen seinen Charakter, seine psychologische Struktur. An vieles kann sich der Einzelne nicht erinnern, aber die Informationen sind nicht verloren, sie bleiben latent und vergraben in seinem tiefen Inneren. Der Leib erinnert sich. Dieses Erinnern kann durch Strukturelle Integration aktiviert werden.

Spiritualität

Sinngemäß stellte *Ida Rolf* einmal fest: Der Prozess Struktureller Integration führt nicht unbedingt zur Erleuchtung, aber er gibt Menschen die Beine, dorthin zu gelangen. Anders ausgedrückt: Das Leben in der Vertikalität kann den Menschen mit einer entsprechenden Erdverbundenheit für die spirituelle Dimension öffnen. Nicht selten erleben Menschen ihre geistigen Übungen, Meditation usw. in nicht gekannter Tiefe und Lebendigkeit.

Es ist dies das Paradox des Körpers: „Man kann nicht über den Körper hinausgehen, bevor man ihn nicht befreit hat." (*Ida Rolf*). Und: Je mehr er befreit ist, desto unwichtiger wird er; er beginnt gewissermaßen zu verschwinden. Ein harmonisch in der Schwerkraft balancierter Leib stellt einen Raum dar, von dem aus der Mensch bewegen und zu dem er zurückkehren kann. Ein Raum, in dem er emotionale und leibliche Erfahrungen ebenso machen kann wie Erfahrungen, die jenseits des persönlichen Ichs liegen, die über das Verhaftetsein im Materiellen hinausgehen und auch eine geistige Aufrichtung begünstigen.

2. Transformation als Prozess

Transformationsprozesse psychischer Natur können spontan und schnell erfolgen, sie erstrecken sich aber in der Regel über einen gewissen Zeitraum. Diesen Prozess kann eine Praktizierende der Strukturellen Integration durch Kenntnisreichtum und eine empathische Grundhaltung professionell begleiten.

Dabei spielt das bestehende *Körperimage* von Klienten eine große Rolle. Das Körperimage basiert auf der Biografie, auf Tabus, Idealen, Glaubenssätzen und Lebenshaltungen. Es beinhaltet die seelischen Bedeutungen, die der jeweilige Mensch seiner Wahrnehmung des eigenen Leibes gibt. Das Körperimage kann man ändern, aber es dauert eine gewisse Zeit.

Selbst wenn eine Klientin ohne seelische Motivation Veränderungen von Haltung und Bewegung anstrebt, kann es sein, dass diese Veränderungen die Notwendigkeit nach sich ziehen, in bestehenden persönlichen Beziehungen, im Berufsleben usw. ebenfalls etwas zu verändern. Auch das braucht eine gewisse Zeit.

Transformation geschieht nur durch Anerkennung und Akzeptierung des Ist-Zustandes. Dinge zwanghaft verändern zu wollen füttert nur den inneren Widerstand gegen die Veränderung.

Psychologen wie der Gestalttherapeut *Frank-M. Staemmler* haben bei Veränderungsprozessen fünf Phasen festgestellt. Dabei ist zu beachten:

- Der Phasenprozess kann in jeder Sitzung auftreten oder im Verlauf eines Gesamtprozesses.
- Die Phasen können öfter am selben Problem oder an verschiedenen Problemen durchlaufen werden.
- Der Prozess verläuft nicht linear, sondern es kann ein Vor und Zurück geben.

Die fünf Phasen sind:

1. Stagnation

Die Energie ist fixiert. Die eigene Verantwortung wird nicht gesehen, sondern auf äußere Umstände, auf die Erziehung oder auf andere Menschen geschoben. Es herrscht eine Unbewusstheit in Bezug auf die eigenen Bedürfnisse und in Bezug darauf, wie man durch Projektion, Introjektion und Vermeidungsverhalten, auf Rollen, Spiele usw. die Erfüllung der Bedürfnisse selbst behindert.

Als Katalysator für den Übergang zur nächsten Phase fungiert ein Bewusstwerden der eigenen Verantwortung.

2. Polarisation

Innere Gegensätze und Impulsunterdrückung werden bewusst. In dieser Phase sollte der Praktizierende keine Kompromisse vorschlagen oder sonstige Ratschläge geben. Die Energie oszilliert zwischen Kontraktion und Expansion. Der Leib zeigt inkongruente Phänomene.

3. Diffusion

Die Energie ist ungerichtet, die Bewegungen sind unkoordiniert. Es herrscht Verwirrung. Es können Zittern und Schütteln auftreten. Zunächst kommt Angst auf, dann Gefühlsverwirrung. Die physische Spannung wird nicht ausgehalten.

Als Katalysator für den Übergang zur nächsten Phase fungiert die Bereitschaft, sich der Verwirrung zu stellen. Dies ermöglicht veränderte Gefühle und Neues zu erleben.

Falls der Klient beim nächsten Mal wieder Polaritäts- oder Stagnations- oder Diffusionsmerkmale berichtet, ist er im Prozess zurückgefallen. Wenn er über einen Rückfall berichtet, fragen, was gerade im Leben vorgeht. Es muss also nicht ein genereller Rückfall sein. Dies führt zu Rückfall in die zweite Phase. Wichtig ist das Finden des eigenen Zentrums.

4. Kontraktion

Die Verwirrung wird angenommen, die Energie bewegt sich nach innen. Der Leib kontrahiert. Es können Krämpfe und Schmerzen auftreten. Es kommt zu einem Kontrollverlust, der massive Ängste auslöst. In dieser Phase sind integrative Instrumente hilfreich.

5. Expansion

Die Energie bewegt sich nach außen. Die Bewegungen sind weit ausgreifend, die Muskulatur entspannt sich. Eines oder mehrere Gefühle werden empfunden und ausgedrückt. Die alte seelische Struktur wird überwunden.

Wenn Klienten etwas Neues oder eine Veränderung bei sich wahrnehmen, können sie dies manchmal nur sehr schwer ausdrücken. Man sollte das Neue, dieses zarte Pflänzchen, nicht zu sehr ins Licht ziehen durch zu viele Nachfragen oder zu viel Analyse. Besser ist es, diesen Keimen zu erlauben, im Schatten zu reifen.

3. Systemische Aspekte

Kein Mensch lebt isoliert für sich allein. Er ist Teil verschiedener sozialer Systeme (Partnerschaft, Familie, Arbeitsteam, Freundeskreis, Verein usw.). Es kann bei ihm infolge des Prozesses struktureller Integration das Bedürfnis entstehen, in persönlichen Beziehungen, im Berufsfeld usw. etwas zu ändern.

Nicht selten ruft ein Wandel des Klienten in seinem sozialen Umfeld systemische Veränderungen hervor. So kann es z.B. sein, dass eine größere Offenheit des Klienten und eine größere Bandbreite geäußerter Gefühle im sozialen Umfeld auf Irritationen oder Widerstände stoßen. Das eingespielte Rollenverhalten funktioniert nicht mehr so wie vorher, weil der Klient aus seiner Rolle ausgeschert ist.

Wenn solche Probleme auftauchen, sollte die Praktizierende den Klienten ermutigen, dies gegebenenfalls in Gesprächen mit vertrauten Menschen oder mit professioneller Hilfe zu thematisieren.

Die Beziehung zwischen Klient und Praktizierendem

1. Grundhaltung und Fähigkeiten des Praktizierenden

Eine professionelle Grundhaltung beinhaltet eine anerkennende, mitfühlende, verstehende und vertrauende Präsenz dem Klienten gegenüber. Es ist dies eine innere Haltung, die man nicht einfach hat, sondern die man immer wieder neu in sich lebendig macht.

Wenn man diese Haltung aufschlüsselt, kann man von folgenden notwendigen Fähigkeiten sprechen:

In sich Ruhen und Präsenz in unterstützender Art

Beides hängt miteinander zusammen. Nur, wenn man in sich ruht, kann man für einen anderen Menschen durch unterstützende Präsenz zur Verfügung stehen. Es kann in diesem Zusammenhang hilfreich sein, wenn man sich vor und während der Sitzung leer und still macht.

Interesse an der Person und ihrem Prozess

Die Praktizierende muss eine Klientin nicht mögen, aber sie muss Interesse an ihr und an ihrem Prozess haben.

Empathie

Wenn man kein Einfühlungsvermögen hat, bleibt eine ungute Distanz.

Sich abgrenzen können

Die Zuwendung darf aber nicht ohne Abgrenzung sein, weil sie sonst Mechanismen der Übertragung und Gegenübertragung (siehe S. 108 f.) Tor und Tür öffnet.

Aufmerksamkeit für und Auseinandersetzung mit eigenen seelischen Themen

- Nicht selten zeigt der Klient dem Praktizierenden, welche Schatten dieser in seiner eigenen Struktur, seinen Bewegungsmustern und – vor allem – in seiner Persönlichkeit nicht sehen kann oder will, welche dieser Schattenseiten er noch nicht integriert hat. Der Klient spiegelt diese Schattenseiten des Praktizierenden.

Beispielsweise Egospiele (Helfer, Fachmann, Heiler usw.) oder Gefühle (Aggression, Unsicherheit, Ungeduld usw.). In dem Moment, in dem der Praktizierende den eigenen Schatten sieht und integriert, tut das auch der Klient.

- Unethische Gedanken wie Macht- oder sexuelle Fantasien werden vom Unterbewusstsein eines Klienten wahrgenommen und behindern sowohl eine Vertrauensatmosphäre als auch Veränderungen.
- Treten bei der Praktizierenden Irritationen auf, muss sie fähig sein, die Ursache herauszufinden, weil sie nur so das Verhältnis klären und die Behandlung in innerer Freiheit fortsetzen kann. In dem Zusammenhang kann sie sich z.B. fragen: Welche Grundempfindung löst der Klient während einer Behandlung bei mir aus? Solche Empfindungen können sein Trauer, Freude, Enge usw.
- Wenn man sich mit einem Gefühl des Klienten (Ärger, Trauer, Verzweiflung o.ä.) nicht wohlfühlt, ist das o.k., aber man sollte sich dessen bewusst sein, dass man mit dem betreffenden Gefühl eigene Schwierigkeiten hat, und es riskieren, sich diesem Gefühl auszusetzen.

2. Rahmenbedingungen

In der Psychotherapie gelten bestimmte Rahmenbedingungen der Beziehung zwischen Praktizierendem und Klienten:

1. Pünktlicher Beginn und pünktliches Ende einer Sitzung
2. Nichts in der Sitzung Gesagtes außerhalb der Sitzung fortsetzen
3. Reguläre Intervalle zwischen den Sitzungen
4. Keine Sitzungsunterbrechung
5. Diskretion
6. Kein Klient sieht den anderen
7. Kein sozialer Kontakt mit Klienten
8. Keine Mitteilungen über das eigene Privatleben
9. Die Intention jedes Wortes/Tuns ist identifizierbar

Diese Rahmenbedingungen sind auch für die strukturelle Integrationsarbeit von Vorteil, denn sie bieten eine gewisse Gewähr für eine erfolgreiche Zusammenarbeit:

- Praktizierende und Klient haben eine klare Orientierung über die Art ihrer Beziehung.
- Sinnvolle Grenzen des Umgangs miteinander werden definiert und aufrechterhalten. Dadurch, dass Privates und die gemeinsame Arbeit klar getrennt bleiben, werden Übertragungen auf beiden Seiten vermieden.
- Der Klient kann sich frei äußern und verhalten, weil er sich sicher fühlt.
- Die Praktizierende verfügt über klare Leitlinien. Wenn sie Ausnahmen macht, muss sie wissen, warum, und die Verantwortung dafür übernehmen.

Aus diesen Überlegungen heraus lässt sich auch die Frage beantworten, inwieweit das Arbeiten mit Verwandten, Lebenspartnern und Freunden möglich ist. Denn es besteht immer die Möglichkeit, dass zwischenmenschliche Themen aus dem privaten Umgang die Arbeitsbeziehung beeinflussen, sie färben und den Prozess stören. Es erfordert vom Praktizierenden ein hohes Maß an Klarheit und Professionalität, wenn er dem genannten Risiko gerecht werden will. Denn an dieser Stelle trägt er die Verantwortung, egal wie er sich entscheidet.

3. Kommunikation

Zu Themen nonverbaler und verbaler Kommunikation siehe auch Handbuch 1, 3 und 5.

3.1. Seelische und energetische Kommunikation

Die rein physische Berührung ist nicht notwendigerweise energetisch, sie kann buchstäblich leer sein. Etwa ein teilnahmsloser Handschlag oder eine rein technisch-schematisch ausgeübte Massage, die nicht wirklich „berührt".

Berühren wird hier jedoch auch im übertragenen Sinn angesprochen. Dann ist sie keine nur mechanische Kommunikation im Sinne der Anwendung von Techniken, sondern immer auch eine Kommunikation seelischer und energetischer Natur zwischen zwei Menschen.

Was der Praktizierende während der manuellen Intervention denkt und empfindet, die Qualität seiner Selbstwahrnehmung, seine Körperhaltung und -bewegung, seine Atmungsqualität – all das teilt sich der Klientin unbewusst mit. Experimente von *Valerie Hunt* und *Rosalyn Bruyere* fanden heraus: Gedanken und Gefühle (Empathie, Ärger, innere Abwesenheit usw.) des Praktizierenden können das elektromagnetische Feld eines Klienten beeinflussen.

Man kann vier Arten energetischer Berührung unterscheiden:

Verbindung	**Vermischung**	**Strömung**	**Kanalisierung**
Sich verbinden, ohne die Grenzen zu verwischen	Verschmelzung	Energie von einer Person zu anderen	Energie aus anderer Quelle geht durch eine Person hindurch auf die andere Person über
Schutz gegen Verschmelzung und gegen Absorbierung der Energie des Praktizierenden durch den Klienten	problematisch, besonders bei Personen mit Grenzproblemen	wirkt unter Umständen nur kurzfristig	Gefahr: Die übertragene Energie könnte Störungen des Überträgers in die andere Person leiten (Vorurteile, biografische Elemente, Probleme)

Traumatische Erfahrungen, somatische Störungen sowie problematische Charaktereigenschaften des Klienten manifestieren sich nicht selten energetisch und können die Praktizierende belasten. Folgende Maßnahmen können ihn schützen:

- Vor jeder Behandlung die Hände für 3-5 Minuten in heißes Wasser tauchen.
- Nach jeder Behandlung viel trinken und die Unterarme/Hände mit kaltem Wasser abspülen.
- Seine innere Vertikale wahrnehmen und dort präsent sein.
- „Schlechte" Energien und negative Gedanken, die vom Klienten (oder von einem selbst selbst) kommen, vertreiben, indem man mit starkem Gefühl und starker Intention in die Hände klatscht. (*Byron Gentry*, Geistheiler)
- Eine Hülle weißen Lichts visualisieren, die den Praktizierenden umgibt. Die Hülle sollte eine gewisse Dichtigkeit haben, welche jedoch durchlässig bleibt für förderliche Schwingungen von ihm zum Klienten.
- Sich vorstellen: *Meine Hände und Unterarme gehören energetisch zum Klienten, aber vom Ellbogen an aufwärts gehöre ich mir selbst.*
- Sich bei der Behandlung auf andere physische Wahrnehmungen als den physischen Kontakt konzentrieren.
- Bei energetisch „dicker Luft": Öllämpchen mit ätherischem Öl einsetzen, z.B. von Zitrusfrüchten.
- Kristalle im Behandlungsraum ziehen „schlechte" Energie an. Man reinigt die Steine wieder, indem man sie über Nacht in eine Schüssel mit Quellwasser und einem Teelöffel Meersalz legt.

3.2. Körpersprache

> Wenn ich herausbekommen möchte, was einem anderen im Augenblick so durch den Kopf geht, dann passe ich meinen Gesichtsausdruck so genau wie möglich dem seinen an und warte bloß ab, was für Gedanken oder Gefühle nun mir im Kopfe oder Herzen aufsteigen, gleichsam in Übereinstimmung, als passendes Gegenstück zu dem Ausdruck.
>
> *Edgar Allan Poe (Erzählung: Der entwendete Brief)*

3.2.1 Vier Aspekte körpersprachlicher Aussagen

Man kann vier Aspekte von körpersprachlichen Aussagen unterscheiden:

1. Sachaussage
2. Selbstoffenbarung, Aussage über sich selbst
3. Aussage zur Beziehung
4. Appell

Beispiel 1
Sachaussage: *Weinen*
Selbstoffenbarung: *Ich bin traurig.*
Beziehung: *Du hast mich so weit gebracht*.
Appell: *Tröste mich!*

Beispiel 2:
Sachaussage: *Schweigen*
Selbstoffenbarung: *Ich will meine Ruhe haben.*
Beziehung: *Ich will nicht mit dir reden*.
Appell: *Schone mich!*

Deshalb sollte man die Körpersprache von Klienten stets auf viererlei Art lesen:

1. Wie ist das körpersprachliche Verhalten zu verstehen?
2. Was „sagt" die Person über sich?
3. Wie sieht die Person unsere Beziehung?
4. Was möchte die Person, das ich tue, denke, fühle?

Beim Senden und Empfangen körpersprachlicher Aussagen kann es zu Missverständnissen kommen:

- Einer der Aspekte steht beim Sender immer im Vordergrund. Nur: welcher ist es?
- Außerdem kann der Empfänger Aspekte falsch interpretieren.
  Beispiel
  Sachaussage: Der Klient verzieht während der Behandlung das Gesicht.
  Die vom Klienten gemeinte Selbstoffenbarung ist: *Ich erinnere mich gerade an einen schmerzhaften Unfall, den ich vor Jahren hatte.*
  Die Praktizierende hört als Selbstoffenbarung: *Die Behandlung tut mir weh.*
- Beim Selbstoffenbarungsaspekt oder beim Appellaspekt kann auf Seiten des Klienten eine innere Unklarheit herrschen.
  Beispiel
  Tränen laufen. Der Klient weiß nicht, ob er gerade traurig oder erleichtert ist. Und er ist sich nicht sicher, ob er darauf angesprochen oder in Ruhe gelassen werden möchte.

Wenn Unklarheit herrscht, ist es wichtig, in der Kommunikation miteinander zu klären, was tatsächlich gemeint ist und was wie beim anderen ankommt.

All das Gesagte gilt natürlich auch für den Praktizierenden und seine Körpersprache. Er sollte gegebenenfalls seine eigenen körpersprachlichen Äußerungen beobachten und auf diese Aspekte hin befragen.

3.2.2 Verschiedenes

- Mit der Klientin auf gleicher Höhe sprechen. Also nicht stehen, wenn sie sitzt, nicht sitzen, wenn sie steht usw.
- Was die Sitzposition während eines Gesprächs angeht: schräg zueinander oder Schulter an Schulter zu sitzen ist günstiger als eine frontale Position, weil es weniger bedrohlich oder bedrängend wirkt, und der Kooperation mehr Raum gegeben wird.
- Eine offene Sitzposition mit entsprechender Arm- und Beinhaltung fördert eine offene und konstruktive Kommunikation. (*Davis M., Hadiks D.*, 1990 und *LaFrance M.,* 1982 und *Scheflen A.E.*, 1973)

- Arme, Hände und Gesicht der Praktizierenden sollten mitsprechen (Gestik und Mimik). Das macht den Ausdruck lebendig und fördert dasselbe beim Klienten.
- Klienten nicht mit überfokussiertem Blick anschauen, sondern mit einem die Peripherie einschließenden Sehen. Denn stark fokussiertes Schauen spricht den Hirnkortex des Klienten an, peripheres Sehen spricht zum Subkortex und zur räumlichen Wahrnehmung.
- Wenn der Klient im Gesprächsverlauf seine Körperhaltung nicht ab und zu verändert, hat er sich auch geistig nicht bewegt. Wenn die Praktizierende den Standpunkt des Klienten ändern möchte, muss sie ihrerseits ihre Körperhaltung verändern.
- Gegebenenfalls den Klienten anleiten, über eine Veränderung seiner Körperhaltung positive, ermächtigende seelische Empfindungen hervorzurufen. (Siehe Übungen auf S. 64 f.)
- Wenn man beim Klienten nonverbale Signale wahrnimmt, ihn darauf aufmerksam machen: *Ich sehe, höre .... Wie fühlt sich das an? Übertreiben Sie es einmal!* Und: *Erinnert Sie das an etwas oder an jemanden?* Dies gilt besonders dann, wenn man beim Klienten Widersprüche zwischen verbaler Äußerung und der sie begleitenden Körpersprache aufmerksam machen möchte.
- Die Stimmqualitäten aufgreifen: *Was empfindest du bei deiner Stimme? Wie hört sie sich an?*
- Mit dem eigenen Leib der Klientin ihre Haltung und Bewegung spiegeln. Das ist meist wirksamer als verbale Erklärungen und fördert die Arbeitsbeziehung. (*Davis M., Hadiks D.,* 1994) Dabei gilt es jedoch zu beachten, dass die Klientin es irritiert wahrnimmt, wenn der Praktizierende *absichtlich* einen nonverbalen Ausdruck ausführt. Sie erlebt den Praktizierenden in diesem Fall als unauthentisch oder manipulativ. Deshalb sollte der Praktizierende sein nonverbales Verhalten in einer möglichst natürlichen und unauffälligen Weise verändern.
- Es kann andererseits hilfreich sein, wenn der Praktizierende mimisch solche Gefühle zeigt, die der Klient (momentan) nicht erzeugen kann. (*Benecke C., Krause R.,* 2005)
- Gesten bzw. Mimik verstärken oder fortsetzen lassen, um die Erfahrung zu vertiefen und die Bedeutung der Geste zu erforschen.

- Diese Möglichkeit gibt es auch für den Praktizierenden. Wenn er sich z.B. blockiert oder hilflos fühlt, kann die bewusste Einnahme einer aufrechten Körperhaltung das Gefühl von Hilflosigkeit mindern. Auch hier gilt, dass dies in einer Weise erfolgen sollte, die für den Klienten nicht als eine bewusste Maßnahme des Praktizierenden erkennbar ist.

3.3. Verbale Kommunikation

3.3.1 Vier Aspekte verbaler Aussagen

Verbale Äußerungen eines Klienten können – wie die körpersprachlichen Äußerungen - neben der Sachaussage noch anderes, Ungesagtes, beinhalten. Auch für die verbale Ebene gilt es die vier Aspekte von Aussagen unterscheiden:

1. Sachaussage
2. Selbstoffenbarung
3. Aussage zur Beziehung
4. Appell

Beispiel 1
Sachaussage: Es ist *schön, dass Sie mir so gut zuhören können.*
Selbstoffenbarung: *Ich vermisse in meinem Leben verständnisvolle Zuhörer.*
Beziehung: *Sie sind für mich ein wertvoller Gesprächspartner.*
Appell: *Machen Sie das bitte weiter so!*

Beispiel 2:
Sachaussage: *Die Zeit zwischen den Sitzungen war lang*.
Selbstoffenbarung: *Ich habe die Behandlung vermisst.*
Beziehung: *Sie lassen mich zu lange auf die nächste Sitzung warten.*
Appell: *Geben Sie mir den nächsten Termin in einem kürzeren Abstand!*

Deshalb sollte man stets auf viererlei Art zuhören:

1. Wie ist der Sachverhalt zu verstehen?
2. Was sagt die Person über sich?
3. Wie sieht die Person unsere Beziehung?
4. Was möchte die Person, das ich tue, denke, fühle?

Beim Senden und Empfangen körpersprachlicher Aussagen kann es zu Missverständnissen kommen:

- Einer der Aspekte steht beim Sender immer im Vordergrund. Nur: welcher ist es?
- Außerdem kann der Empfänger Aspekte falsch interpretieren.

  Beispiel

  Sachaussage: *Am Tag nach der letzten Sitzung tat mir der untere Rücken weh.*

  Der vom Sender gemeinte Beziehungsaspekt ist: *Diese Information ist sicher wichtig für Sie.*

  Der Empfänger hört als Beziehungsaspekt: *Sie haben irgendetwas falsch gemacht.*

Wenn Unklarheit herrscht, ist es wichtig, in der Kommunikation miteinander zu klären, was tatsächlich gemeint ist und was wie beim anderen ankommt.

- Beim Selbstoffenbarungsaspekt oder beim Appellaspekt kann auf Seiten des Klienten eine innere Unklarheit herrschen.

  Beispiel

  Der Klient weiß nicht recht, ob er erleichtert ist, dass er keinen Termin beim Psychotherapeuten bekommen kann, oder ob er es bedauert. Und er weiß nicht so recht, ob er seinem Anliegen mehr Nachdruck verleihen soll oder nicht.

All das Gesagte gilt natürlich auch für die Praktizierende und ihre Körpersprache. Sie sollte gegebenenfalls ihre eigenen körpersprachlichen Äußerungen beobachten und auf diese Aspekte hin befragen.

3.3.2 Kommunikationskanal und Denkweise

Kommunikationskanal

Jeder Mensch hat eine Präferenz für die Art, wie er seine Reaktionen auf innere oder äußere Reize nach außen kommuniziert. Den von einem Menschen bevorzugten Kommunikationskanal kann man folgendermaßen erkennen: Wenn er über sein Erleben spricht, gehen die Pupillen entsprechend seiner Präferenz für einen bestimmten Kanal in eine bestimmte Richtung.

Das folgende Schema gilt für Rechtshänder, bei Linkshändern ist die Zuordnung seitenvertauscht:

		rechts	links	
oben:	*visuell konstruierend*			*visuell erinnernd*
mittig:	*auditiv konstruierend*			*auditiv erinnernd*
unten:	*kinästhetisch*			*innerer Dialog*
rausstehend oder unten:	*Trance*			*Trance*

Weitere Erkennungszeichen sind die Wortwahl und bestimmte Haltungs- bzw. Bewegungsmuster:

Visuelle Präferenz

Bei dieser Präferenz ist die Kommunikation bildergesättigt. Es werden bevorzugt Wörter benutzt wie *sehen, aussehen, sichtbar, durchblicken, grell, dunkel, hell* usw.

Weitere Kennzeichen: Beim Sprechen aktiviert die Person den Leib oberhalb der Brust und richtet ihn nach oben, die Atmung geht hoch in die Brust, die Hände werden vorzugsweise in Augenhöhe bewegt, die Augenbrauen nach oben.

Auditive Präferenz

Diese Präferenz beinhaltet Ton, Rhythmus, Volumen, Kontinuität/Dauer, Timbre (Färbung)/Modulation, Synchronizität. Die Person benutzt gern Wörter wie *fragen, klingen, betonen, verständlich, abstimmen, verstärken, tönen, sprachlos, still, ruhig, dumpf, schrill* usw.

Weitere Kennzeichen: Beim Sprechen aktiviert die Person ihren Leib zwischen Brust und Hüfte und geht in eine Fragezeichenhaltung. Becken und Schultern stehen nach vorn, die Brust ist nach hinten geneigt. Die Hände bewegen sich vorzugsweise zwischen Brust und Hüfte.

Kinästhetische Präferenz

Die Person benutzt vielfach Wörter aus allen Bereichen der Leibesempfindungen und der Bewegung wie *spüren, fühlen, empfinden, wahrnehmen, riechen, sehen, schmecken* usw.

Weitere Kennzeichen: Die Person atmet in den Bauch, hat das Gewicht auf dem rechten Bein bzw. der rechten Gesäßhälfte, neigt den Kopf nach rechts, schlägt im Sitzen das rechte Bein über das linke, hat den rechten Arm über dem linken verschränkt, legt ihre Hand auf Magengegend oder Herz.

Präferenz für einen Inneren Dialog

In diesem Fall werden vor allem Wörter aus allen Bereichen des Selbstgesprächs gebraucht wie *Ich frage mich, ich denke...*usw.

Weitere Kennzeichen: Die Person hat das Gewicht auf dem linken Bein bzw. der linken Gesäßhälfte, neigt den Kopf nach links, schlägt im Sitzen das linke Bein über das rechte, hat den linken Arm über dem rechten verschränkt, neigt den Kopf nach links, stützt den Kopf auf, streichelt ihr Kinn, berührt die Mundgegend.

Konsequenzen für die Arbeit:

- Es ist hilfreich, wenn der Praktizierende seine Sprechweise und seine Art zu fragen auf den Kommunikationskanal der Klientin einstellt.

  Voraussetzung dafür ist, dass er seine eigene Präferenz kennt und diejenigen Kanäle, die bei ihm schwächer ausgebildet sind, entwickelt.

- Für Methoden wie die Strukturelle Integration liegt es nahe, Klienten bei Bedarf zu helfen, in ihr *kinästhetisches* Repräsentationssystem zu kommen.

  Er kann den Klienten z.B. auffordern, während einer Exploration von Haltung/ Bewegung in den Bauch zu atmen oder seine Hände auf den Bauch oder das Herz zu legen, sein Gewicht auf das rechte Bein bzw. auf die rechte Gesäßhälfte zu verlagern, seinen Kopf nach rechts zu neigen oder die rechte Hand bzw. den rechten Fuß zu bewegen.

Denkweise

Klienten haben auch unterschiedliche Arten des Denkens, sprechen dementsprechend auch:

- analytisch
- analogisch, metaphorisch, vergleichend, synthetisch
- empathisch

Es ist hilfreich für die Kommunikation, wenn die Praktizierende sich auf die Denk- und Sprechweise des Klienten einstellt.

Jede dieser Denkarten kann sich bevorzugt auditiv, visuell oder kinästhetisch ausdrücken.

3.3.3 Verschiedenes

- Eine Sprache finden, die der jeweiligen Klientin angemessen ist. Bildungsgrad, Beruf etc. Nicht einfach die eigene Fachsprache verwenden.
- Verben bevorzugen gegenüber Substantiven. Denn in Verben schwingt immer das Tun, der Vorgang mit, während Substantive eher einen Zustand abstrakt-intellektuell ausdrücken. Beispiele: das Gehen statt der Gang, das Wahrnehmen statt die Wahrnehmung, das Atmen statt die Atmung.
- Mit dem Klienten seine Glaubenssätze (über Symptome, das Leben usw.) hinterfragen, indem man mit ihm seine abstrakten Äußerungen auf sensorische Grundlagen zurückführt.

  Beispiel: Der Glaubenssatz *Ich muss mich mit den Knieproblemen abfinden*.

  Die Frage *Warum glaubst du, dass...*" kann zur Antwort führen: *Das ist vererbt*.

  Die nächste Frage wäre dann: *Woraus schließt du das?* Die Antwort: *Mein Vater hatte auch diese Knieprobleme* zeigt, dass die Annahme, es sei eine Sache der Vererbung eine Interpretation der Tatsache ist, dass der Vater auch Knieprobleme hatte.

  Diese Interpretation ist aber nicht zwingend. Wenn das geklärt ist, kann man sich gemeinsam den relevanten Fragen nach den Umständen und Empfindungen des Klienten zuwenden, also seinen somatischen und seelischen Sensationen.

- „Störungen" haben Vorrang: Bei Widerstand, Unbehagen oder Fragen der Klientin und bei inneren Irritationen der Praktizierenden haben diese Störungen immer Vorrang vor dem Gesichtspunkt der physiologischen Behandlung.
- Wenn auf Seiten des Klienten eine Gesprächspause eintritt, kann dies verschiedene Ursachen/Bedeutungen haben:
  - Natürliche Pausen
  - Hemmungen
  - Widerstand
  - Nichtverstehen
  - Kritischer Punkt in Konfliktsituationen
  - Überforderung

  Pausen aushalten, annehmen. Gegebenenfalls eine Brücke bauen: *Was geht Ihnen gerade durch den Kopf?* Oder: *Was fühlen Sie?* Oder: *Was möchten Sie? Oder Was ist jetzt?*
- Wenn der Klient häufig „man" statt „ich" sagt, ihn darauf hinweisen und die Aussage in der Ich-Form wiederholen lassen.
- Die Klientin Aussagen oder Gesten wiederholen lassen und fragen, wie sie sich dabei fühlt bzw. wo im Körper sie das spürt.
- Wenn der Klient ständig abschweift, Geschichten erzählt usw.:
  - *Mir fällt auf, dass Sie sich gar nicht mit ... beschäftigen wollen, dass Sie bei diesem Thema ausweichen, dass Sie ganz schnell von etwas anderem reden.*
  - Thema und Zeitrahmen festlegen: *Wir haben noch 30 Minuten Zeit, und es gibt noch einige Punkte, über die ich mit Ihnen gern sprechen möchte.*
  - Beim nächsten Luftholen des Gesprächspartners höflich mit einem Überleitungssatz zum Thema zurücklenken. Am besten in Wir-Form: *Entschuldigung, aber wir sind jetzt ein wenig vom Thema abgekommen. Ich würde gern noch mal auf die Frage zurückkommen, ...*
  - *Stopp! Versuchen Sie mal herauszufinden, was Sie mir mitteilen wollen. Können Sie das in einem Satz sagen?*
  - Gegebenenfalls ins Wort fallen. Manche Menschen (besonders Frauen) haben einen überlappenden Gesprächsstil, d.h. die Beiträge der Beteiligten überlappen sich. Sie empfinden es daher als normal, wenn sie unterbrochen werden. Außerdem wiederholen sie sich, wenn eine Gesprächspause entsteht.

- Wenn der Klient nicht zuhört: *Sie hören mir nicht zu*. Oder: *Mir fällt auf, dass Sie sich gar nicht mit ..... beschäftigen wollen.*
- In der Kommunikation mit dem Klienten über seine strukturellen Probleme gilt es, nur weniges auf einmal mitzuteilen und das in einer *positiven*, nicht abwertenden Form.

  Beispiel: *Wenn Ihr Becken eine optimalere Position einzunehmen lernt, haben Sie eine bessere Unterstützung für Nacken und Kopf* statt *Ihr Becken steht falsch und deshalb haben Nacken und Kopf keine Unterstützung von unten*.

  Außerdem gegebenenfalls ansprechen, dass bestehende Muster in der Vergangenheit ihren Sinn hatten (Kompensationen etc.).
- Spiegeln als Gesprächstechnik:

  Man wiederholt einfühlsam die Aussage der Klientin mit seinen Worten. Diese Technik ist einsetzbar: a) bei gefühlsbetonten Äußerungen; b) bei Zielen und Wünschen; c) bei emotionalen Bewertungen. Sie hilft der Klientin bei der inneren Wahrnehmung/Klärung, sollte aber nicht zu häufig eingesetzt werden.

  Eine Alternative ist das Paraphrasieren, d.h. mit gibt mit eigenen Worten das Gehörte wieder.

  Eine dritte Möglichkeit: Man fasst die gefühlsmäßigen Erlebnisinhalte der Klientin zusammen.
- Mit der Art der Formulierung den Leib als Manifestation des Selbst ansprechen. Beispiel: *Was bedeutet es für dich, wie fühlt es sich an, wenn du in dieser Körperregion freier atmen kannst?*
- Wenn jemand sagt, dass sich die Behandlung gut anfühlt, fragen: *Was ist gut? Wie fühlst du dich gut? Was ist gut daran, wie du dich fühlst?* Und: *Wie hängt diese Empfindung zusammen, in welcher Beziehung steht dieses Bewusstsein zu dem Ziel, mit dem Sie gekommen sind?*
- Wenn der Klient irgendwo eine Spannung spürt, kann das als Türöffner zur Seele genutzt werden. Der Praktizierende legt seine Hand dorthin und fragt: *Was nimmst du wahr, wenn ich mit meiner Hand Kontakt zu dieser Spannung aufnehme?* Oder: *Wenn meine Hand zu dir sprechen könnte, was würde sie (über dich) sagen?*

- Sprachliche Formulierungen können darauf verweisen, dass es die partnerschaftliche Zusammenarbeit zwischen Praktizierender und Klientin ist, die Veränderung bewirkt. Beispiel: *Wir haben Deinen Brustkorb erweitert*. Außerdem ist es gut, wenn die Praktizierende nicht als Macherin, sondern als Assistierende auftritt. Beispiel: *Ich helfe, in dieser Körpergegend eine Entspannung zu erreichen*.

3.4 Widerspruch zwischen verbalen und nonverbalen Äußerungen

Auf solche Widersprüche beim Klienten kann man als Praktizierende achten und ihn gegebenenfalls darauf aufmerksam machen. Zum anderen sollte man seine eigene Körpersprache beobachten und auf eine Kongruenz mit verbalen Aussagen achten.

Im Folgenden einige Hinweise, woran man diese Widersprüche erkennen kann:

- Hinweise in der Stimme *können* sein: Wiederholungen (z.B. *Ich, ich glaube, wirklich, ich glaube, dass...*). Wenn Furcht oder Wut verheimlicht werden sollen, geht die Stimme auffällig nach oben, wird lauter, und die Sprechgeschwindigkeit nimmt zu. Will der Mensch Traurigkeit verheimlichen, geht die Stimme nach unten, wird leiser, und die Geschwindigkeit nimmt ab.
- Hinweise in der Gestik *können* sein: Das Gesprochene wird weniger gestisch illustriert, als die Person es für gewöhnlich tut. Dieses Anzeichen muss aber vorsichtig gedeutet werden, weil es andere Gründe für das Verringern der Illustratoren geben kann (z.B. wenn beim Gespräch viel auf dem Spiel steht). Weiterer Hinweis: Die Geste erfolgt *vor* dem sprachlichen Ausdruck. Normalerweise ist es umgekehrt.
- Hinweise in der Mimik *können* sein: Eine zum verheimlichten Gefühl passende Mikro-Mimik (z.B. werden die Lippen schmal bei Wut, kaschiert durch ein Lächeln). Ein weiteres mimisches Merkmal ist, dass die Blickrichtung nicht zum vorgetäuschten Gefühl passt, sondern ein anderes Gefühl verrät. Bei Trauer z.B. geht der Blick normalerweise nach unten, bei Scham oder Schuld nach unten oder zur Seite, bei Ekel blickt man zur Seite. Ein zusätzlicher Hinweis ist: Der Gesichtsausdruck kommt *nach* der sprachlichen

Äußerung. Normalerweise ist es umgekehrt. Das häufigste Täuschungsmittel ist das Lächeln; erkennbar daran, dass es zu früh oder zu spät erscheint im Verhältnis zum Sprechen. Außerdem werden bei einem falschen Lächeln die Muskeln um die Augen nicht aktiviert.

3.5 Kommunikation mit Kindern

- Bei Kindern bis zu einem Alter von ca. 10-12 Jahren ist die Körpersprache unmittelbarer und eindeutiger, da sie noch vergleichsweise weniger von Kompensationen und Hemmungen geprägt ist.
- Auf gleicher Augenhöhe mit dem Kind kommunizieren
- Klar und bestimmt sein, dabei das Kind ansehen.
- Intonation, Tempo und Klang einer Aussage müssen mit dem Inhalt übereinstimmen Z.B. lächelnd nein sagen ist ein inkongruentes irritierendes Verhalten.
- Authentisch sein, kein erstarrtes Dauerlächeln.
- Manchmal ist es hilfreich, den Gesichtsausdruck des Kindes mit der eigenen Mimik spiegeln.
- Bei Themen, über die das Kind nicht gern spricht, kann man eine indirekte Kommunikation durch ein Gespräch mit der Lieblingspuppe/dem Lieblingstier führen.
- Im Fall von Konflikten zwischen Eltern und Kind keine vorschnelle, einseitige Identifikation mit dem Kind gegen die Eltern, besonders wenn letztere abwesend sind.
- Dem Kind gegenüber den Eindruck vermeiden, man repariere an ihm herum.
- Kindern und Pubertierenden, die gern das Gegenteil von dem tun, worum man sie bittet, den Rückfall in alte Verhaltensweisen „befehlen". (*Milton Erickson,* Psychotherapeut)
- Die Reaktion des Gewebes auf die Behandlung sagt mehr als Worte, ob das Kind/der Jugendliche die Behandlung - aktuell oder grundsätzlich - will oder nicht. Wenn das Gewebe Nein „sagt", sollte man das respektieren.

- Ältere Kinder und Jugendliche, die die Behandlung mochten, sollen sich später *selber* wieder für weitere Termine melden. Das stärkt ihre Eigenständigkeit und lässt vermuten, dass es ihre eigene Motivation ist und nicht die der Eltern.

4. „Schwierige" Klienten

An dieses Thema sollte man immer mit der Einstellung herangehen: „Schwierige" Klienten sind Schwierigkeiten, die *ich* mit dem Klienten habe.

4.1 Problemfelder

Es tut sich nichts in der Behandlung oder Symptome wandern ständig

Gründe können sein:

- Ein Trauma oder psychische Probleme (wie Stress, Minderwertigkeitsgefühle usw.) bilden den Hintergrund somatischer Symptome.
- Sekundärer Krankheits„gewinn":

  Beispiele:

  - Lieber das vertraute Symptom als eine ungewohnte Veränderung.
  - Das Selbstwertgefühl wird durch das Symptom gesteigert.
  - Mehr Fürsorge und Beachtung durch Freunde, Familie usw.

  Erhellende Fragen: *Was bewirkt es in Ihrer Partnerschaft, wenn Sie sich für hilflos halten? ....* Oder: *Was bewirkt es, wenn Sie .... erleiden?*
- Ästhetische Wertvorstellungen (z.B. *entspannter Bauch = zu dick*)
- Schamgefühle (*z.B. Po rausstrecken = sexuell zu exponiert sein)*
- Moralische Vorbehalte *(*z.B. *aufrecht = eingebildet*),
- Fehleinschätzungen (z.B. *ich habe ein Hohlkreuz; ich muss die Schultern zurückziehen, damit mein Brustkorb aufgerichtet ist*)
- Übertragungsphänomene (siehe unten)

Übertragungsphänomene

Übertragung

Unbewusste Einstellungen, Gefühle, Wünsche aus der Kindheit oder aus gegenwärtigen Beziehungen werden auf den Praktizierenden übertragen und dort ausagiert.

Gegenübertragung

Es handelt sich um einen Übertragungsvorgang vom Praktizierenden auf den Klienten. Beide bilden ein System, sie können sich gegenseitig ergänzen bzw. verstärken.

Einige typische Übertragungsphänomene:

- Der Klient kriegt nie genug, beklagt sich ständig, ist immer Opfer oder ist trotzig/nörglerisch

  Ziel des Klienten: Zuwendung

  Wirkung auf den Praktizierenden: Er wird müde, bekommt Schuldgefühle oder wird selbst trotzig/ärgerlich
- Die Klientin gibt ständig Ratschläge, entzieht sich durch scheinbare Anpassung oder ist überangepasst oder will alles bestimmen.

  Ziel der Klientin: Macht

  Wirkung auf den Praktizierenden: Er passt sich an oder wird ungeduldig, ärgerlich, verstrickt sich in Machtkämpfe.

Was tun?

- Sich fragen: Was ist *mein* Anteil an diesem „Spiel" (Opfer, Retter/Helfer/Macher). D.h., entwickle ich Komplementärgefühle (beim Opfertyp fühle ich mich als Retter, beim Rettertyp fühle ich mich als Opfer)
- Anfangs die Klientin „abholen, wo sie ist", dann aber aus dem Spiel aussteigen, d.h. auf die Erwachsenenebene wechseln.
- Spürt die Praktizierende *ihr* Gefühl oder das des Klienten (Spiegelung)? Klärend kann sie den Klienten z.B. fragen: *Kann es sein, dass Sie gerade traurig/wütend/... sind?*

Wenn der Klient das Sitzungsende hinauszögert

- 10 Minuten vor Sitzungsende: *Wir haben noch 10 Minuten Zeit. Was brauchen Sie noch in dieser Zeit?*
- *Wir haben heute viel geschafft. Lass uns beim nächsten Mal auf diesen Punkt zurückkommen*.
- Wenn der Klient zum Sitzungsende immer neue Themen anschlägt, ihn wieder auf das gemeinsam formulierte Ziel der Sitzung zurückführen und fragen, wie es damit steht.

Der Klient spürt während und nach einer Sitzung keinerlei Veränderungen

Eine typische stereotype Aussage auf die Frage, wie es dem Klienten nach der letzten Sitzung gegangen ist oder wie es ihm nach einer Intervention gerade geht, lautet: *normal*. Was man tun kann:

- Bei Fragen an den Klienten zu potentiellen Veränderungen immer wieder auf seine Ziele/Wünsche/Probleme Bezug nehmen.
- Liegt ein Übertragungs- oder Gegenübertragungsphänomen vor?
- Neugier hervorrufen: Nach der Arbeit an einer Körperseite soll der Klient beide Seiten vergleichen. Fragen nach: Wärme/Kälte, Schwere/Leichte, Beweglichkeit/Steifigkeit und spezifisch fragen: z.B. *Spürst du einen Unterschied in der Art, wie die beiden Körperhälften sich anfühlen?* Oder: *Diese Hüfte sieht jetzt viel offener aus als die andere. Kannst du spüren, was ich sehe?*
- Mit Kontrasten arbeiten: Zwischen alter und neuer Haltung hin- und hergehen lassen und den Klienten fragen, wie beide Haltungen auf seine Symptome wirken.
- Den Alltagstransfer in den Alltag fördern und kontrollieren.
- Einfache Spürübungen machen, um die Wahrnehmungsfähigkeit zu verbessern.

Die Klientin bricht eine Serie von Sitzungen ab

Neben möglichen äußeren Ursachen (Geldmangel, Umzug etc.) kommen folgende Gründe in Frage:

- Vielleicht ist sie innerlich nicht bereit, aufkommende seelische Themen zu konfrontieren.
- Vielleicht gibt es ein Problem in der Beziehung mit der Praktizierenden, das sie aber nicht ansprechen will/kann.

4.2 Verschiedenes

- *Ich will ja ... tun, aber...*: Der Klient macht sich was vor, weil er sich nicht über das Vorhandensein eines inneren Konflikt klar ist. Er schiebt diesen auf äußere Umstände. In einem solchen Fall kann man dem Klienten vorschlagen, das *aber* durch ein *und* zu ersetzen. Das öffnet die Perspektive.
- Wenn ein Klient während der Sitzung ein Gespräch anfängt, ist er eventuell gerade aktiviert und versucht, durch Reden die Erfahrung oberflächlich zu halten.

- Wenn ich vom Klienten, der im Widerstand ist, etwas will, das genaue Gegenteil dessen fordern, was ich will.
- Wenn bei der Behandlung ein gewisser Widerstand spürbar ist oder der Klient die Hand des Praktizierenden wegzieht: fragen: *Was ist das für eine Nachricht, die meine Hände dir geben?*
- Wenn eine Klientin auffällig schnell und/oder auffällig betont sagt, bei ihr sei alles in Ordnung bzw. in einem bestimmten Lebensbereich sei alles in Ordnung, dann kann man eine Lebenslüge vermuten. Hinter dieser Lebenslüge steht große Angst davor, dass ein Kartenhaus zusammenbricht.
- Momente von Durchbruch und absoluter Offenheit schaffen tiefe Verbundenheit, die sexuelle Momente in sich trägt und vielleicht zu einem Verführungsversuch seitens des Klienten führt. Abgesehen von ethischen Gründen sollte man diese Flucht aus der therapeutischen Situation nicht zulassen.
- Wenn eine Klientin nach einer Intervention über die Verschlimmerung eines Symptoms klagt, liegt möglicherweise Folgendes vor: Die Person hat sich geöffnet und es kommt emotionaler Stoff hoch, mit dem die Person aber nicht umgehen kann. Dann geht sie hinunter auf die bekanntere Ebene, die des somatischen Symptoms.
- Klienten, die beim SI Übertreibungen suchen (*Arbeiten Sie tiefer/fester!*): Sie wollen dadurch bestimmte Ängste übergehen, statt sie abzubauen. Es handelt sich um eine Art Übersprungshaltung.
- Wenn eine Klientin eine „Sackgasse" schildert und gleichzeitig sagt: *So soll es nicht bleiben*, befindet sie sich zwischen zwei sich widersprechenden Impulsen. Dieses Sackgassengefühl verstärken: *Natürlich kann es so bleiben*. Das bringt Energie/Emotionen hoch.
- Stereotype Handlungsmuster kann man unterbrechen: Z.B. indem man der Klientin die Hand gibt. Im Moment, in dem sie die Hand entgegenstreckt, fasst man mit der linken Hand ihr Handgelenk und hebt seine Hand sanft nach oben. Jetzt steht sie ohne „Programm" da, sie kennt den nächsten Schritt nicht. Nun fügt man eine angemessene Anweisung hinzu, z.B. *Lassen Sie Ihre Schulter langsam entspannt sinken!* Dann den unterbrochenen Ablauf wiederaufnehmen. Wahrscheinlich wird die Klientin sich danach nicht erinnern, was genau passiert ist.

Die Kunst der Wahrnehmung

1. Das psychologische Kriterium

Analyse und Synthese des Ist-Zustandes ist eine Voraussetzung für die praktische Arbeit struktureller Integration. Um diese leisten zu können, braucht es einen Katalog von Kriterien der Wahrnehmung entlang mehrerer Kategorien (siehe Handbuch 4). Neben den Kategorien Struktur, Funktion, Energie und spirituelle Aspekte gehört auch die Kategorie der psycho-sozialen Einschätzung zu diesem Katalog.

Diese Kategorie besteht in der Frage, ob und gegebenenfalls welchen Zusammenhang es gibt zwischen Struktur, Bewegungsart und Energie eines Menschen einerseits und seinen seelischen Wesenszügen andererseits.

Kriterien und Anregungen zur psychologischen Einschätzung von Klienten in ihrer gegenwärtigen Lebenslage finden sich in verschiedenen Kapiteln dieses Buches, jeweils unter verschiedenen Aspekten.

Dabei kann es sinnvoll und nützlich sein, die Biografie des Klienten in den Blick zu nehmen und miteinzubeziehen. Denn eine Persönlichkeit entwickelt sich im Laufe der Biografie eines Menschen.

Biografie ist als ganzheitliche „Zeitgestalt" zu verstehen, die von der Geburt bis zum Tod reicht und deshalb während des Lebens nie ganz überschaut werden kann. Dennoch ist sie immer zu bedenken und zu berücksichtigen. Zu berücksichtigen ist dabei, dass jedes Ereignis und jedes Erlebnis nicht nur eine Ursache in der Vergangenheit hat, sondern auch eine Folge, ein Ziel in der Zukunft. Dies gilt auch und gerade für somatische Beschwerden oder Krisensituationen im Leben.

Das bedeutet, dass man nicht nur nach Ursachen in der Vergangenheit frägt, sondern auch nach der möglichen Bedeutung für das weitere Leben, also nach dem möglichen Sinn. Welche Bedeutung wird der jetzige Zustand einst gehabt haben? (Futur zwei) An diesem Punkt der Fragestellungen vollzieht sich die Umstülpung von Vergangenheit in Zukunftsmöglichkeit. Zukunftsmöglichkeit wird in die Gegenwart hereingeholt.

2. Zur Methode der Wahrnehmung

Es ist notwendig, den Einzelmenschen *von innen heraus* zu begreifen. Der Praktizierende muss fähig sein, den Standpunkt der jeweiligen Person einzunehmen, in ihrem Bezugsrahmen zu denken und zu fühlen, aufgrund ihrer Prämissen zu urteilen. Es gilt, sich dergestalt in die Gedanken- und Gefühlswelt der Person einzufühlen. So, wie man durch probeweises Einnehmen von Haltungen und Bewegungsformen des Klienten seine Welt nachempfinden kann, so kann man durch gefühlsmäßige Empathie auch im Gespräch dem Verstehen näher kommen.

In Anlehnung an *Ida Rolfs* Konzept einer ganzheitlichen Wahrnehmung und Erkenntnis der physischen wie seelisch-geistigen Charakteristika der Klientin lassen sich in einer erweiterten Version sechs Ebenen, sechs methodische Schritte darstellen.

1. „Naives" unvoreingenommenes sinnliches Wahrnehmen, besonders durch Sehen, Hören und Palpieren. Weglassen von Vor-Urteilen, Theorien, scheinbar schon Bekanntem, Modellen, Verbalem. Die Praktizierende nimmt sich dabei als Person zurück, sie geht „aus dem Weg", damit die Phänomene sich selbst zeigen können.

   Das ist nicht leicht und nur in einem gewissen Ausmaß möglich, weil Wahrnehmung schon eine aktive Zuwendung ist und zudem bereits durchsetzt ist von Begriffen. Der Wahrnehmung wohnt also bereits ein vorausdeutendes Element inne, wir geben unseren Wahrnehmungen dadurch schon einen Sinnzusammenhang.

   Hilfreich ist ein peripherer Blick statt verengt zu fokussieren: Den Blick schweifen lassen wie über den Horizont.

   Die *Aufmerksamkeit* spielt bei der Wahrnehmung eine Schlüsselrolle. Aufmerksamkeit unterscheidet sich in mehrfacher Hinsicht von der Konzentration:

   - Peripherer Blick statt verengt zu fokussieren. Aufmerksamkeit bedeutet also, den Blick schweifen zu lassen wie über einen Horizont. Auf Abweichungen vom „Normalen" achten. Diese befinden sich oft am Blickfeldrand.
   - Konzentration ist fokussiert auf das Objekt der Wahrnehmung. Aufmerksamkeit hingegen ist eine Haltung, welche auch die Umgebung, in der die Wahrnehmung erfolgt, mit wahrnimmt.

- Konzentration beinhaltet die Trennung des Objekts der Wahrnehmung vom wahrnehmenden Subjekt, während bei der Aufmerksamkeit sich das wahrnehmende Subjekt als Teil der Gesamtsituation wahrnimmt
- Bei der Konzentration auf ein Objekt spürt der Mensch gewöhnlich nicht, dass er sich nicht spürt, wohingegen er sich bei der Aufmerksamkeit als wahrnehmend wahrnimmt.

2. Inneres Visualisieren (Imagination, Vorstellung) des im ersten Schritt über die Sinne Wahrgenommenen. Also eine vollgesättigte innere bildhafte Wahrnehmung, die an Intensität und Detailtreue der *unmittelbaren* sinnlichen Wahrnehmung so wenig wie möglich nachsteht. Die wahrzunehmende Person beginnt sich körperlich-seelisch-geistig zu zeigen.

   Beim Visualisieren versetzt man sich in die Person und empfindet nach, was in ihr vor sich geht. Es ist also eine *teilnehmende* Wahrnehmung. Gestik, Mimik, das Erzählen bestimmter Themen, Klang und Rhythmus des Redens und der Bewegung, z.B. des Gehens, gilt es innerlich empathisch nachzuvollziehen, um sie dadurch zu verstehen. Im bewussten Nachahmen wird das Beobachtete innerlich erlebt.

   Eigene aufkommende Empfindungen und Gefühle können dabei gute Dienste leisten. Beispiel: Wenn man als Praktizierender während der Behandlung unangenehme Empfindungen (Übelkeit o.ä.) oder Gefühle (Wut o.ä.) hat und selber in entsprechender Hinsicht keine Probleme hat, dann sind dies Informationen, die vom Klienten kommen.

   Eine Möglichkeit dieser teilnehmenden Wahrnehmung ist, sich abends rückschauartig den Klienten vor Augen stellen. So kann man zu den bisherigen Erfahrungen mit einem Klienten Abstand gewinnen.

   Es liegt im Wesen des Lebendigen, dass es nicht als fertige abgeschlossene Gestalt erfasst werden kann. Was sich von einem Individuum in einem bestimmten Moment zeigt, ist nur ein kleiner Ausschnitt einer sich entfaltenden Zeitgestalt. Eine Konsequenz aus dieser Tatsache ist, dass Entwicklungsmöglichkeiten der Zukunft gleichwertig neben den Ursachen der Vergangenheit stehen.

   Nicht nur das vordergründige Ego der Klientin sehen, sondern ihren Wesenskern. Sich fragen: Wer ist hier zuhause? Wie fühlt sich dieser Mensch? Was ist seine Welt, in der er auf diese Weise lebt? Was sind seine Ressourcen?

3. Check der Imagination durch Wiederholung von Schritt 1.
4. Intensivieren, Vervollständigen und Verfeinern der Wahrnehmung durch ständiges Oszillieren zwischen Schritt 1 und 2. Dadurch haben die Wahrnehmungen die Möglichkeit, zu reifen.
5. Gleichzeitiges unmittelbares Wahrnehmen aller Eigenschaften eines Phänomens. Hier kommt Intuition, übersinnliche Wahrnehmung ins Spiel.

   Eine Menge Daten werden plötzlich zu einem Gesamtbild, man „weiß" dann mehr, als man weiß. Alle erworbenen Kenntnisse sind wie Noten in der Musik. Wenn man die Noten, Tonfolgen und Akkorde kennt, kennt man die Musik. Es ist wie beim Sprachenlernen, bei dem erst das Verständnis von Vokabeln und Grammatik da sein muss und dann das freie Spiel des intuitiven Gebrauchs der Sprache kommt.

   Intuition äußert sich subtil, unbestimmt, risikoreich, scheinbar irrational. Sie wird im eigenen Leib als „fest sense" (siehe S. 164, 176 f und 191) empfunden.

   Intuitionen sind flüchtig und werden deshalb schnell vergessen. Es ist daher sinnvoll, sie sofort niederzuschreiben.

   Eine Intuition kann natürlich schon früher eintreten. Der erste Eindruck z.B. kann bereits eine intuitive Wahrnehmung sein, die nicht sofort mit Worten formulierbar ist, jedoch nichtsdestotrotz eine oft wesentliche Information enthält. Um einen solchen ersten Eindruck zu erschließen, empfiehlt sich das folgende mögliche Vorgehen: Schauen – wegschauen oder Augen schließen – wieder hinschauen usw.
6. Übersetzung des imaginativ und intuitiv Wahrgenommenen in logisches Denken. Dazu gehört:
   - Die Wahrnehmungen auf den Begriff bringen und diese interpretieren.

     Wenn man Fragen der Wahrnehmung nicht beantworten kann, sich in Gedanken verschiedene mögliche Antworten vorlegen, sie sich ausmalen, sie dann ruhen lassen, um sie sich später wieder vorzunehmen. Dadurch wird die Wahrnehmung flexibler.

- Empirie und Analyse.

  Analyse versucht, von den Einzelheiten her ein Gesamtverständnis zu gewinnen. Synthese versucht, vom Ganzen her die Einzelheiten zu verstehen. Denn das Ganze ist mehr als die Summe der Einzelheiten, weil es die Einzelheiten zwar beinhaltet, darüber hinaus aber eine ganz eigene, höhere Qualität besitzt Da beide Betrachtungsweisen sich ergänzen, ist es sinnvoll, sich stets zwischen synthetischer und analytischer Betrachtungsweise hin und her zu bewegen.
- Wahrnehmung und Erkenntnis geschieht stets in einem Kontext. Insofern bilden die Praktizierende (Subjekt) und die Klientin (Objekt) ein System mit Eigenschaften, die nicht allein von den Eigenschaften des Praktizierenden und des Klienten abgeleitet werden können.

Hohe Ebenen der Abstraktion können brauchbar sein um Modelle zu kreieren und sich über komplexe Ideen auszutauschen. Aber sie dürfen nicht mit der Wirklichkeit verwechselt werden. Man muss sich der Abstraktionen bewusst sein und sie auf die ursprünglichen Erfahrungen beziehen. Nur wenn man sich seiner eigenen primären Erfahrungen bewusst ist, kann man Annahmen (Arbeitshypothesen) prüfen.

Die Fähigkeit zu dieser Art der Wahrnehmung und Erkenntnis ist nur durch Übung und Erfahrung zu erreichen. Dabei ist es wichtig, zu wissen, auf welcher Ebene man sich gerade befindet, sodass man sie nicht durcheinanderbringt.

Typologien

1. Nutzen und Grenzen von Klassifizierungen

Im Laufe der Geschichte haben sich viele Systeme zur Klassifizierung menschlicher Charaktere entwickelt.

Wenn man sich diese Typologien zunutze macht, begibt man sich freilich auf dünnes Eis. Denn sie machen Aussagen über einen Menschen, die tiefgehender und umfassender sind, als dies bei Typologien der Körperstruktur der Fall ist. Sie verführen den Praktizierenden unter Umständen dazu, den Menschen zu bewerten und erschweren es ihm gegebenenfalls, mit einem Menschen vorurteilsfrei, empathisch und positiv-unterstützend zu arbeiten.

Daneben besteht die Gefahr, welche allen Typologien anhaftet, nämlich Menschen – schematisch verallgemeinernd - in Schubladen zu sortieren. *

Verschiedene Gründe sprechen gegen Schematisierungen:

- Persönlichkeitsmerkmale können differenziert ausfallen. Beide können nämlich eher aktiv oder passiv sein.
- Die Dispositionen können sich bei einer Person abwechseln.
- Die Disposition fällt unterschiedlich aus, je nachdem, ob eine Person eher ein Gefühlsmensch oder Verstandesmensch ist.
- Außerdem kann ein Mensch in Bezug auf Gefühle anders disponiert sein als auf der Denkebene bzw. der Verhaltensebene.

Nichtsdestotrotz können Typologien können brauchbare Hilfsmittel sein. Aber nur, wenn sie flexibel und für individuelle Schattierungen und Färbungen, für Überschneidungen und gegenseitige Durchdringung offen sind. Ferner müssen sie die ständigen Veränderungen und das unbegrenzte Potential eines Menschen in Betracht ziehen.

---

* Ein extremes Beispiel für diese Gefahr sind die Korrelationen von Physiognomie, Mimik/Gestik und Bewegung einerseits und Charakterzügen andererseits bei dem Arzt *Norbert Glas* (1897-1986). Aus diesem Grunde wird darauf verzichtet, seine Einschätzungen zu referieren, wenngleich seine Beobachtungen durchaus anregend sein können. Wer sich näher damit beschäftigen möchte, sei auf das Literaturverzeichnis verwiesen.

Man darf außerdem nicht vergessen, dass eher problematische Seiten eines Charakters gleichzeitig positive Aspekte haben. Zwei Beispiele: Ein eher rigider Mensch ist gleichzeitig oft strebsam und genau in Bezug auf anstehende Bemühungen. Und ein zu Gefühlsüberschwang neigender Mensch ist nichtsdestotrotz ausdrucksstark. Die positiven Aspekte, die jeder Charakter eben auch beinhaltet, können als Ressourcen genutzt werden.

Darüber hinaus stellt jede Klassifizierung nur *eine* von vielen möglichen Brillen dar, mit deren Hilfe man Arbeits*hypothesen* bilden kann. Es gilt, offenzubleiben für Fehleinschätzungen und sich eine vorurteilsfreie innere Haltung zu bewahren.

Dies vorausgeschickt sollen im Folgenden verschiedene Typologien vorgestellt werden., Zum einen solche, die Körperform und Charakter sowie die Beziehung des Menschen zum Raum in einen Zusammenhang bringen. Zum zweiten verschiedene Typologien aus der Psychologie (Extroversion und Introversion, Temperamentenlehre).

2. Körperstruktur und Charakter (nach *Ron Kurtz*)

Die Seele erkennen wir nur mit Hilfe des Körpers.

J.W. von Goethe
(Robert Steiger, Goethes Leben von Tag zu Tag, Bd. 1, S.346)

Ausgehend von der psychoanalytischen Charakterlehre unterscheidet der Körperpsychotherapeut *Ron Kurtz* (Hakomi-Therapie) acht Charaktere, die jeweils eine spezifische Körperstruktur besitzen [Abb. 5.1]:

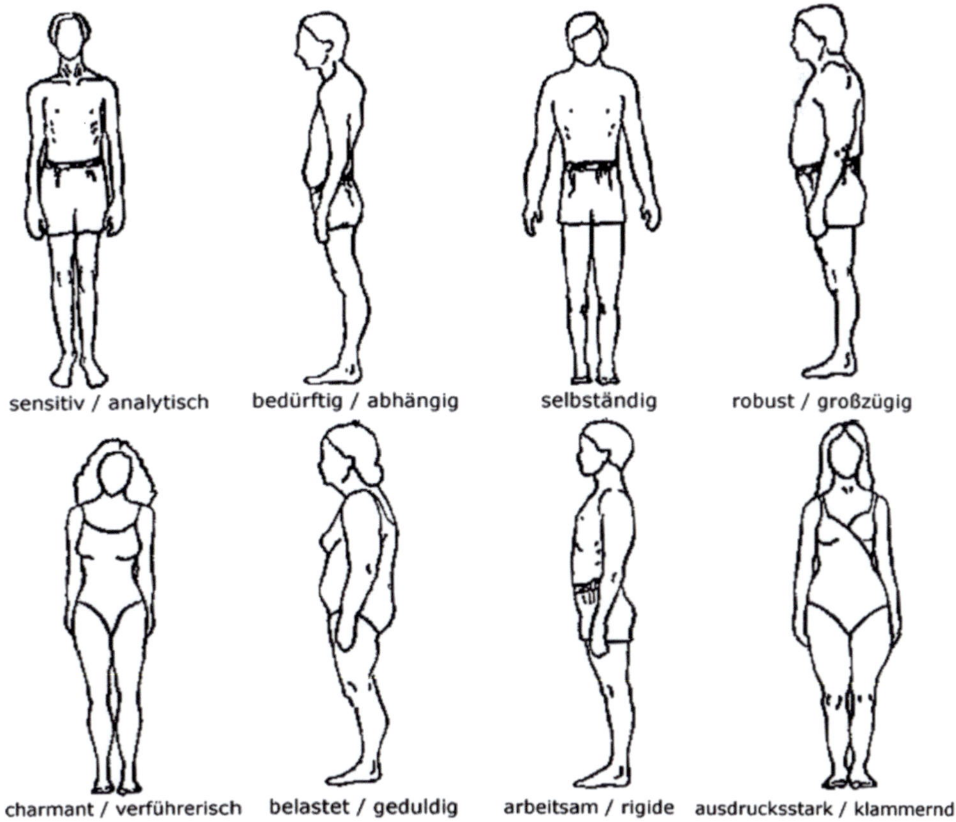

Abb. 5.1 *Körperformen psychologisch betrachtet*

sensitiv-analytisch

- Psychoanalytische Terminologie: Schizoider Charakter.
- Der sensitiv-analytische Typus drückt seine Gefühle nicht direkt aus, sondern spricht eher intellektuell von seinen Gefühlen: *Ich denke, dass...* bzw. *Ich fühle, dass....*
- Grundgefühle: Unsicherheitsgefühl, Angst vor Hingabe und vor Bindung bzw. Abhängigkeit, Bedrohungsgefühl
- Glaubenssätze: *Ich bin nicht willkommen, ich bin nicht gewollt. Ich bin nicht geborgen. Die Welt ist unsicher*.
- Körperstruktur: diskontinuierlich, also nicht kongruent, sehnig-schmal
- Umgehen mit diesem Typus: Die analytischen und sensitiven Fähigkeiten anerkennen. Erklärungen geben. Sicherheitsgefühl vermitteln. Emotionalen Kontakt bieten. Integrative Aspekte der Arbeit sind wichtig.

bedürftig-abhängig

- Psychoanalytische Terminologie: Oraler Charakter
- Grundgefühle: Bedürftigkeit, Abhängigkeit, Angst vor dem Verlassenwerden, vor Ungeborgenheit und vor Isolation, Hilflosigkeit, Resignation.
- Glaubenssätze: *Ich bekomme nicht, was ich brauche. Ich schaffe es nicht. Ich fühle mich hilflos*.
- Körperstruktur: kollabierte Struktur, anterior gekipptes Becken, Schultern und Brustkorb sind nach vorn eingesunken.
- Umgehen mit diesem Typus: Die Bedürftigkeit/Hilflosigkeit respektieren. Selbständigkeit fördern, Ressourcen ermitteln und nutzbar machen, um sich seine Wünsche erfüllen zu können.

kompensiert bedürftig-abhängig

- Psychoanalytische Terminologie: Oraler Charakter, der durch übertriebene Eigenständigkeit kompensiert wird.
- Grundgefühle: Abwehr von Gefühlen der Hilflosigkeit und Abhängigkeit.
- Glaubenssätze: *Ich schaffe das ohne Hilfe, ganz selbständig. Ich lasse mir nichts gefallen. Wenn ich Schwäche zeige, wird das nur ausgenutzt. Die anderen wollen mich unterdrücken.*
- Körperstruktur: nach hinten verschobene Schultern, nach hinten geneigter Brustkorb.

- Umgang mit diesem Typus: Die Fähigkeit zur Selbständigkeit anerkennen. Ermutigen, Hilfe anzunehmen und Misstrauen abzubauen.

robust-großzügig

- Psychoanalytische Terminologie: Psychopathischer Charakter
- Nach seinen Gefühlen befragt gibt dieser Typus eher Leibesbefindlichkeiten wieder (Müdigkeit, Schmerz, Stärke usw.)
- Grundgefühle: Machtbewusstsein, Durchsetzungsfähigkeit
- Glaubenssätze: *Ich lasse mir nichts gefallen. Ich setze mich durch. Ich bin großzügig*.
- Körperstruktur: mächtiger muskulöser Oberkörper, im Verhältnis dazu dünne Beine.
- Umgang mit diesem Typus: Willenskraft und Großzügigkeit anerkennen. Ermutigen, Schwächen anzunehmen und zu zeigen. Nicht auf Machtspiele einsteigen. Auf Einhaltung von Spielregeln bestehen.

charmant-verführerisch

- Psychoanalytische Terminologie: Oraler Charakter, das durch manipulatives Verhalten kompensiert wird.
- Grundgefühle: Liebesbedürftigkeit, Wertlosigkeit
- Glaubenssätze: *Ich werde nicht so geliebt, wie ich bin. Ich kann nur manipulativ etwas erreichen*.
- Körperstruktur: seitlich geneigter Kopf, nach hinten verschobene Schultern, anliegende Arme
- Umgang mit diesem Typus: Authentisches Verhalten ermutigen und durch Wertschätzung belohnen. Sich nicht manipulieren lassen.

belastet-geduldig

- Psychoanalytische Terminologie: Masochistischer Charakter
- Grundgefühle: Unfreiheit und Wertlosigkeit, Überlastung, manchmal ein Machtstreben, das indirekt und getarnt daherkommt.
- Glaubenssätze: *Ich halte alles aus. Ich kann nur passiv Widerstand leisten.*
- Körperstruktur: oft gedrungener, kollabierter Körperbau, Schultern und Brustkorb eingesunken, Witwenbuckel und Rundrücken, nach hinten gekipptes Becken.
- Umgang mit diesem Typus: Erbrachte Leistungen für andere

anerkennen. Die Entwicklung von Willenskraft und der Fähigkeit, für sich zu sorgen, unterstützen. Ermutigen, anderen Grenzen zu setzen.

arbeitsam-rigide

- Psychoanalytische Terminologie: Analer zwanghafter Charakter
- Grundgefühle: Unsicherheit, Angst vor der Veränderung oder dem Ungewissen.
- Glaubenssätze: *Ich muss etwas leisten, um geliebt und anerkannt zu werden. Ich muss meine Gefühle kontrollieren*.
- Körperstruktur: militärische Habacht-Haltung mit nach hinten geneigtem Brustkorb, nach vorn gekipptem Becken und einer Hyperlordose der Lendenwirbelsäule.
- Umgang mit diesem Typus: Die Fähigkeit zur Selbstdisziplin anerkennen. Spielerisches Experimentieren und den Ausdruck von Gefühlen fördern. Zeigen, dass man Wertschätzung nicht von Leistung abhängig macht. Entspannung fördern.

ausdrucksstark-klammernd

- Psychoanalytische Terminologie: Hysterischer Charakter
- Nach seinen Gefühlen befragt lässt sich dieser Typus lang und breit über seine Gefühle aus.
- Grundgefühle: Liebesbedürftigkeit, Angst vor Verlust, vor Notwendigkeiten oder vor dem Endgültigen.
- Glaubenssätze: *Ich bin ein Mensch mit starken Gefühlen. Wenn ich anderen helfe, bekomme ich etwas zurück (Helfersyndrom).*
- Körperstruktur: Breites Becken, im Verhältnis dazu schmaler Brustkorb
- Umgang mit diesem Typus: Die Fähigkeit zum expressiven Selbstausdruck anerkennen. Erden ist wichtig. Nicht authentische Gefühlsäußerungen nicht unterstützen. Helfen, dahinter liegende Gefühle wahrzunehmen und zu zeigen. Grenzüberschreitungen nicht zulassen. Dabei unterstützen, Selbstüberforderung zu vermeiden.

Aber, Achtung:

- Die oben aufgeführten Merkmale eines Typus müssen bei ihm nicht alle vorhanden oder gleich stark ausgeprägt sein. Es gibt viele Varianten von Mischtypen.
- Die Disposition kann sich im Laufe des Lebens ändern.

3. Körperstruktur und räumliche Orientierung (nach *Hubert Godard*)

	Reach-Typ	**Push-Typ**
dominantes Schwerkraftzentrum /motorisches Zentrum	oberes Zentrum bei T 4	unteres Zentrum bei L 3 – S 2
Art der Innen-Wahrnehmung	expropriozeptiv (durch Umgebung und die Stellung im Raum)	propriozeptiv (durch Innenohr und Rezeptoren)
Orientierung	Raum, aufwärts	Boden, abwärts
strukturelle Probleme	Rücken verkürzt Problemzonen: Becken und Beine	Rumpfvorderseite verkürzt Problemzonen: Schultern und Arme
Atem	einatemfixiert	ausatemfixiert
LWS und HWS	oft Hyperlordose	oft zu steil
Becken	oft anterior gekippt	oft posterior gekippt
Beim Loslaufen und Gehen	Kopf oder Brust führen	Füße führen
vegetatives Nervensystem	Sympathikus-dominanz	Parasympathikus-dominanz
seelischer Typ	extrovertiert	introvertiert
seelische Ressource	Unterstützung durch Beziehungen	Autonomie durch Abstand

Tests zur Ermittlung der Präferenz der Raum-Orientierung

1. Sich im Stehen von den Füßen her vor- und zurückneigen
   - Push-Typ: Er nutzt das Becken als Balancehilfe; die Fußgelenke sind blockiert.
   - Reach-Typ: Er nutzt die Fußgelenke als Balancehilfe; das Becken ist steif.
2. Zum Himmel zeigen
   - Push-Typ: Er bewegt sich zunächst unmerklich nach unten, dann aufwärts durch Anspannen der Rückenmuskeln vom Becken bzw. von der LWS her.
   - Reach-Typ: Er bewegt sich direkt aufwärts, durch Anspannen der Nackenmuskeln von der HWS her.
3. Zur Erde zeigen
   - Push-Typ: Er zeigt direkt zum Boden hin.
   - Reach-Typ: Er hat subtile Schwierigkeiten, den Boden zu finden.
4. Aufstehen
   - Push-Typ: Er steht von Beinen und Becken her auf.
   - Reach-Typ: Er steht vom Nacken her auf.
5. Hüpfen auf der Stelle I
   - Push-Typ: Er stößt sich vom Boden ab, geht deshalb mehr in die Knie; Arme und Schultern werden kaum genutzt für die Beschleunigung aufwärts.
   - Reach-Typ: Er beschleunigt aufwärts durch Anheben der Schultern und streckt den Oberkörper nach oben. Er hat weniger Bodenkontakt beim Herunterkommen, da er sich nicht primär vom Boden abgestoßen hat. Stattdessen pumpt er sich von den Schultern her nach unten.
6. Hüpfen auf der Stelle II

   Zwei Durchläufe. Erster Durchlauf: Während des Sprungs hebt der Praktizierende sanft den Brustkorb des Klienten. Zweiter Durchlauf: Wenn der Klient vor dem zweiten Sprung in die Knie geht, um Schwung zu holen, drückt der Lehrer seine Schultern sanft nach unten (wie wenn er eine Sprungfeder zusammendrücken würde). Wichtig ist das genaue Timing.
   - Reach-Typ: Er springt beim ersten Durchlauf leichter und höher.

  - Push-Typ: Er springt beim zweiten Durchlauf leichter und höher.

7. Gehen
   - Push-Typ: Der Blick ist gesenkt.
   - Reach-Typ: Der Blick richtet sich in den Raum bzw. auf Personen.

Aber, Achtung:

- Die oben aufgeführten Merkmale eines Typus müssen bei ihm nicht alle vorhanden oder gleich stark ausgeprägt sein.
- Bei manchen Menschen sind beide Tendenzen, Push und Reach gleichermaßen ausgeprägt.
- Es gibt viele Varianten von Mischtypen.

4. Temperament und Interaktion mit der sozialen Umwelt

Der Tiefenpsychologe *Carl Gustav Jung* (1875-1961) unterschied Menschen nach den Kriterien Innenorientierung und Außenorientierung.

Aber gerade bei dieser stark vereinfachenden Einteilung muss man stärker differenzieren:

- Beide Persönlichkeitsmerkmale können differenziert ausfallen. Beide können nämlich eher aktiv oder passiv sein. Beim Introvertierten äußert sich die aktive Variante in einem regen Interesse für die eigene Innenwelt. Die passive Variante äußert sich in einem übermäßigen Interesse für seinen Zustand, etwa in hypochondrischen Zügen. Der aktiv Extrovertierte wendet sein Interesse der Außenwelt zu, der passiv Extrovertierte neigt vielleicht dazu, sich zu sehr von außen beeinflussen zu lassen.
- Die Disposition zu Extraversion oder Introversion können sich bei einer Person abwechseln. Das ist z.B. eine Sache des Alters: das Kleinkind und der sehr alte Mensch neigen eher zur Introversion, im mittleren Lebensalter überwiegt tendenziell die Extraversion.
- Die Disposition zu Extraversion oder Introversion fällt unterschiedlich aus, je nachdem, ob eine Person eher ein Gefühlsmensch oder Verstandesmensch ist. Ein extrovertierter Gefühlsmensch empfindet in einer Landschaft beispielsweise vor allem deren Harmonie, Heiterkeit und Ruhe. Der extrovertierte Verstandesmensch befasst sich eher mit der geologischen Beschaffenheit, dem Klima usw.
- Außerdem kann ein Mensch in Bezug auf Gefühle eher introvertiert sein, während er auf der Denkebene eher extrovertiert ist. Oder umgekehrt: auf der Gefühlsebene extrovertiert, auf der Verstandesebene eher introvertiert.

Die Unterscheidung von vier unterschiedlichen konstitutionell bedingten Temperamenten reicht bis in die griechische Antike zurück und wurde im Laufe der Jahrhunderte immer wieder aufgegriffen. [Abb. 5.2]

Typische Charakteristika der Temperamente:

Sanguiniker:

lebhaft, sorglos, genießerisch, gesellig, Ton angebend, unkonzentriert, leichtsinnig

Choleriker:

impulsiv, optimistisch, schnell, ungeduldig, reizbar, empfindlich

Melancholiker:

langsam, sorgfältig, ernst, zurückhaltend, schweigsam, pessimistisch, ängstlich

Phlegmatiker:

nachdenklich, beherrscht, zuverlässig, ruhig, langsam, passiv, willensschwach

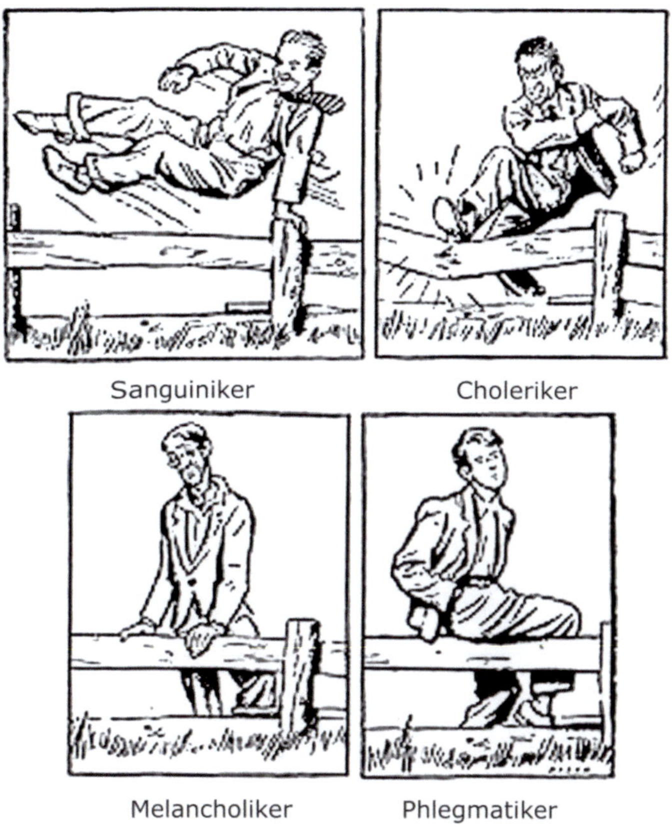

Abb. 5.2

Wenn man beide Typologien kombiniert und zusätzlich zwischen einer eher labilen und einer eher stabilen Persönlichkeit unterscheidet, ergibt sich das folgende Bild:

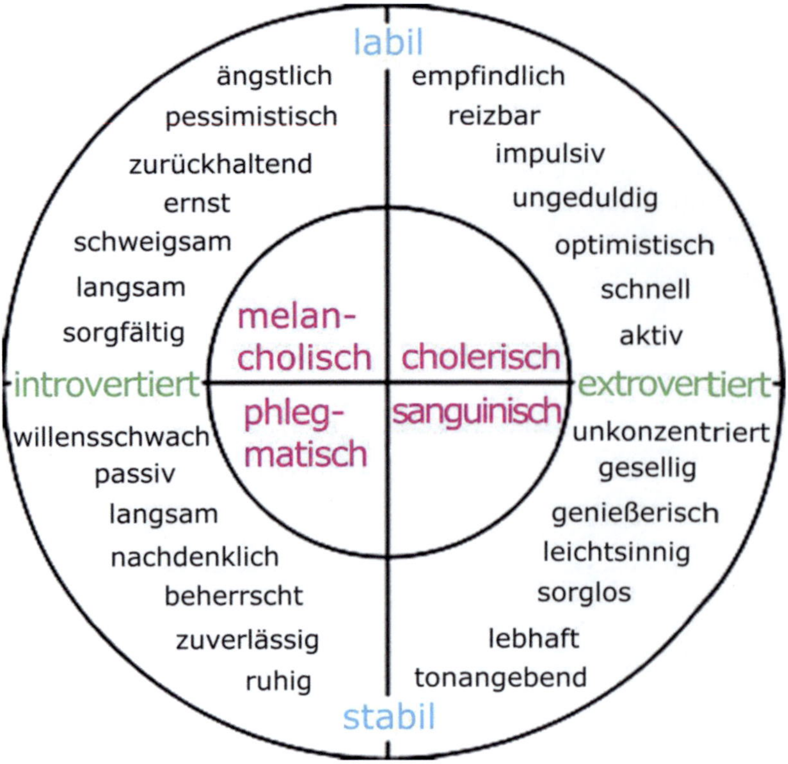

Seelische Dysfunktionen

1. Neurose und Psychose

Neurose

Es ist ein Sammelbegriff für eine Vielzahl unterschiedlicher seelischer Störungen. Aufgrund unabgeschlossener biografischer Erlebnisse bilden sich blinde Flecken in Bezug auf Gefühle, Tatsachen, Handlungen und Gedanken. An die Stelle realer Bedürfnisse treten Ersatzbedürfnisse.

Ängste, Phobien, Zwänge, Hemmungen, Kontaktstörungen beherrschen die Gefühlswelt des Betroffenen. Der Neurotiker verliert aber nie komplett den Bezug zur Realität. Er ist sich in der Regel seiner Ängste und Zwänge bewusst.

Posttraumatische Störungen werden häufig den Neurosen zugerechnet. Dies stellt eine verharmlosende Fehleinschätzung dar. (Siehe das Kapitel über Trauma, S. 162 ff.)

Im Wesentlichen gibt es vier neurotische Mechanismen:

- *Introjektion:*

  Von anderen werden Glaubenssätze, Einstellungen, Wertungen, Gefühle und Handlungsweisen unverdaut übernommen. Das Körper-Image (siehe S. 54 f.) kann eine solche Introjektion sein.
- *Projektion:*

  Eigene Wünsche, Gefühle und Sehnsüchte werden in andere Personen oder Objekte hineinprojiziert.
- *Konfluenz:*

  Die Grenzen zwischen dem eigenen Ich und anderen Personen verschwimmen („man" statt „ich"). Sowohl die eigenen Wünsche als auch die inneren Hindernisse, die der Wunscherfüllung entgegenstehen, sind nicht mehr bewusst und verschwimmen.
- *Retroflektion:*

  Aggressive Impulse, die eigentlich nach außen gerichtet sind, werden nach innen gewandt (Autoaggression).

Ein professioneller Umgang mit Neurosen zielt darauf ab:

- dass die Wahrnehmung im Hier und Jetzt sich verbessert: *Was tue ich? Was fühle ich? Was möchte ich? Was vermeide ich? Was erwarte ich? Bin ich in Kontakt mit mir bzw. meiner Umwelt oder mit meinen Fantasien darüber?*

- dass die Person in den Dialog geht mit seinen verschiedenen Persönlichkeitsanteilen, mit seinen physischen Symptomen, mit anderen Personen.
- dass die Person erkennt, was sie an Einstellungen, Gefühlen und Verhaltensweisen von anderen übernommen und verinnerlicht hat. Sie muss lernen, das zurückzugeben, sich davon abzugrenzen.
- dass die Person Verantwortung übernimmt für eigene Wünsche und Gefühle.
- dass die Person sich darüber klar wird, *wie* sie sich selbst an der Erfüllung von Bedürfnissen und Impulsen hindert. Das *Wie* (Gegenwart) wichtiger nehmen als das *Warum* (Vergangenheit).
- dass die Person in der Lage ist, Gefühlsimpulse adäquat nach außen zu bringen.

Psychose

Sie zeichnet sich durch eine gestörte Realitätswahrnehmung aus. Die häufigste Form einer Psychose ist die Schizophrenie.

Psychotiker halluzinieren, hören Stimmen und entwickeln Wahnideen. Anders als Neurotiker haben Psychotiker zumindest in der akuten Phase keine Krankheitseinsicht und halten sich für gesund. Auch üben Psychosen Einfluss auf alle Aspekte der Persönlichkeit aus, während bei Neurosen nur Teilbereiche der Persönlichkeit betroffen sind.

Bei der affektiven Psychose stehen die Gefühlsstörungen des Betroffenen im Vordergrund. Hierzu können bipolare Störungen auftreten. Man spricht dann von manisch-depressiven Stimmungen. Betroffene durchleben Zeiten der Euphorie, voll Tatendrang und Gereiztheit, gefolgt von Zeiten der Antriebslosigkeit und Depression.

Bei Psychotikern sollte man nur in einem klinischen Setting Strukturelle Integration anwenden.

2. Autonomie- und Beziehungsstörungen

2.1. Grundgesten und Grenzen

Probleme der Abgrenzung können als Konsequenz einer gestörten Entwicklung der mit bestimmten Grundgesten verbundenen seelischen Entwicklung gesehen werden. Die Grenzen sind zu schwach oder zu stark ausgeprägt.

Diese Grundgesten der Arme sind Wegstoßen und sich nach etwas ausstrecken. Diese Grundgesten sind von biografischer Bedeutung. Sie werden entwickelt und individuell strukturiert durch den Kontakt mit Eltern/Bezugspersonen während der ersten Lebensjahre. Die seelischen Themen sind: Unterstützung bekommen durch sich ausstrecken nach (Halten und Gehaltenwerden) und Autonomie erwerben durch Wegstoßen (sich absondern).

Im Falle zu starker Grenzen fällt es dem Menschen schwer, Kontakt aufzunehmen, Bindungen einzugehen oder sich von außen „berühren" bzw. unterstützen zu lassen.

2.2. Zu schwache Abgrenzung

Im Fall zu schwacher Grenzen ist der Mensch unfähig, Grenzen zu halten. Er verletzt die Grenzen anderer oder kann sich gegen Übergriffe anderer schlecht abgrenzen.

Umgang mit diesem Grenzproblem

- Klare Vereinbarungen treffen und Grenzen setzen.
- *Integrierend* arbeiten
- Vegetative Signale beachten (siehe S. 154 f.)
- Bei manueller Arbeit nicht verschmelzen
- Manuelle und Bewegungsarbeit mit der Verbindung der Arme vom und zum Brustkorb, vom und zum Herzen hin.
- Propriozeptive Wahrnehmung und Raumwahrnehmung schulen
- Auch die Verbindung zum Boden als Ausdruck der Fähigkeit, auf den eigenen Füßen zu stehen, spielt eine Rolle, insoweit die eigene Autonomie gestärkt werden soll.
- Ein Gespür vermitteln für die Körpergrenzen. Beispiel: Der Klient sitzt mit angezogenen Beinen an einer Wand, die Arme umschlingen die Beine, die Füße sind am Boden.

- Vermittlung der Fähigkeit, „Nein" sagen zu können

  Vor der Durchführung der folgenden zwei Übungen sollte geklärt werden, ob der Klient sie in Bezug auf die aktuelle Praxissituation macht (er und der Praktizierende) oder ob er sich bestimmte Situationen bzw. Personen aus seinem Alltagsleben vorstellt.

  1.Übung:
  Der Praktizierende geht hinter dem Klienten her. Nach einiger Zeit dreht sich der Klient um und sagt (von tief innen heraus) sowohl verbal wie gestisch „Nein".

  2. Übung:
  Praktizierende oder Klientin vertritt das „Ja", die andere das „Nein". Sie versuchen sich nun gegenseitig mit ihrer Stimme bzw. Geste zu überzeugen.

  Einige mögliche Beobachtungen zu den Übungen: Ist das „Nein"/„Stopp" klar und authentisch oder übertrieben und gekünstelt? Besteht eine Diskrepanz zwischen Stimme und Leib bzw. zwischen Stimme und Gestik? Ist das obere motorische Zentrum präsent und ist die Nierengegend offen? Sind die Arme vorn präsent und mit dem Zentrum verbunden? Ist der Beckenboden offen und geerdet?

- Weiterhin kann hilfreich sein:
  - Beim Ausatmen ein langes *Nein* (*Neiein*) intonieren. Sowohl die Wortbedeutung als auch die Resonanz wirkt.
  - Push-Übungen: siehe Handbuch 1, S. 180 ff.
  - Den Vokal E tönen lassen.
  - Eurythmie-Geste E [Abb. 6.1]:
    Die Arme werden seitlich ausgebreitet und dann vor die eigene Mitte geführt, bis sich die Hände vor dem Brustkorb oder etwas oberhalb davon überkreuzen. Spüren, wie die Arme miteinander in Kontakt sind. Die Geste mit dem Gefühl machen: Ich spüre mich selbst und ich grenze mich ab, ich lasse mich nicht anfechten.

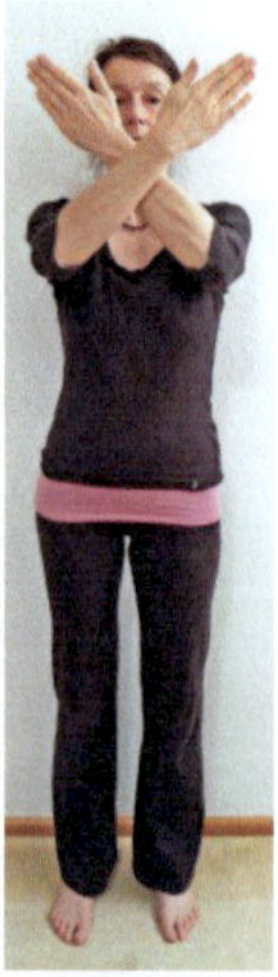

Abb. 6.1

2.3. Borderline-Störung

Die Borderline-Persönlichkeitsstörung stellt eine extreme Form der Abgrenzungsproblematik dar.

Typisch für sie sind Impulsivität, instabile, aber intensive problematische und teilweise paradoxe zwischen-menschliche Beziehungen, rasche Stimmungswechsel und ein schwankendes Selbstbild aufgrund von gestörter Selbstwahrnehmung. Hinzu kommen oft selbstschädigendes Verhalten, Gefühle innerer Leere, Dissoziationserlebnisse und die Angst verlassen zu werden. Die Symptome können auch durch Situationen ausgelöst werden, welche andere Menschen als normal empfinden.

Die Borderline-Störung ist häufig Begleiterscheinung von weiteren psychischen Störungsbildern: Depressionen, Aufmerksamkeitsdefizit-/Hyperaktivitätsstörung, posttraumatischen Belastungsstörungen, Essstörungen.

Man unterscheidet zwei Arten von Borderlinern, die auf je eigene Art ein Grenzproblem haben:

- Aktive Borderliner: Narzisten (sie verhalten sich so, als sei der andere ein Teil von ihnen)
- Passive Borderliner: Missbrauchte Personen (sie verhalten sich so, als seien sie ein Teil des anderen)

Mögliche Kennzeichen

- Betroffene hängen mit weit geöffneten Augen an den Augen des Gegenüber.
- Sie marschieren durch die Praxis, als ob sie dort zuhause sind und geben auf die Räume bezogene Vorschläge (aktiver Borderliner).
- Sie rufen ständig an (aktiver Borderliner).
- Sie kümmern sich um den Praktizierenden (aktiver Borderliner).
- Sie liefern sich aus und lasen mit sich machen (passive Borderliner).
- Sie tendieren zu somatischen Symptomen in tiefen Körperschichten (Herz, Magen usw.).
- Sie trauen ihrer Wahrnehmung nicht.
- Überbewegliche Gelenke.

2.4. Zu starke Abgrenzung

Manchmal ist es auch so, dass ein Kind resigniert hat im Hinblick darauf, Unterstützung und Körperkontakt durch seine nächsten Bezugspersonen zu bekommen. Der Wunsch nach Geborgenheit und Nähe wurde nicht erfüllt. Aber auch überbehütete Kinder können später ein sehr starkes Angrenzungsbedürfnis entwickeln.

Den Betroffenen fällt es schwer, in Verbindung zu gehen mit anderen Menschen (Bindungsangst). Verstärkte Abgrenzung, oft verbunden mit Rückzug und Isolation, sollen die Sicherheit stiften, nicht wieder enttäuscht und verletzt zu werden. Verlustängste und/oder Ängste vor Vereinnahmung verhindern es, emotionale und körperliche Nähe zuzulassen.

Umgang mit diesem Grenzproblem

- Keine unerfüllbaren Versprechungen machen
- Vereinbarungen stets einhalten.
- Eine sichere und vertrauensvolle Atmosphäre schaffen
- Respekt vor den Grenzen, die der Klient setzt
- Rigidität und Leistungsstreben in der Arbeit mit der Klientin vermeiden. Das Spielerische von Bemühungen betonen.
- Manuelle und Bewegungsarbeit mit der Verbindung der Arme vom und zum Brustkorb, vom und zum Herzen hin.
- Reach-Übungen: siehe Handbuch 1, S. 178 ff.
- Das Selbstbewusstsein stärken.

3. Depression

Das Gefühl eigener Wertlosigkeit ist Ausgangspunkt und Kern der Depression. Die Ursachen liegen meist verborgen im zwischenmenschlichen Bereich und können weit zurückliegen.

Formen der Depression:

- Episodisch auftretende depressive Phasen versus chronische Depression.
- Bipolare Störung (manische Depression): Wechsel zwischen Depression und Euphorie/Überheblichkeit/Leistungsstärke. Die Manie ist bei etwa einem Drittel der Betroffenen auf eine Behandlung mit Antidepressiva zurückzuführen. (*Nationales Gesundheitsinstitut NHI* der USA)
- Die Unterscheidung von endogenen Depressionen (scheinbar ohne psycho-soziale Ursachen) und exogenen Depressionen ist veraltet. Übrig bleibt die Erkenntnis, dass sich Depressionen somatisch verselbständigen können.

Symptome

Diese können unterschiedlich stark ausgeprägt sein und sind nur aussagekräftig, wenn sie gebündelt auftreten.

Somatisch:

- zu viel oder zu wenig Schlaf
- Gefühl körperlicher Schwere
- erhöhte Steifigkeit und ein vermindertes elastisches Rückstellvermögen
- gesenkter Kopf, Schulter-Nacken-Verspannungen
- wenig expressive Gestik/Mimik

Gefühle:

- Scheinbar grundlose Traurigkeit
- Niedergeschlagenheit
- Angst
- Schuldgefühle (besonders morgens)
- Verzweiflung
- Selbsttötungsgedanken
- Gefühle werden nicht zugelassen bzw. nicht ausgedrückt (extrem: Gefühllosigkeit)

Wille:

- Interesselosigkeit
- Willenlosigkeit
- Ziellosigkeit
- Lethargie, Antriebsschwäche oder extrem nervös und hektisch (manisch)
- Anpassung

Wahrnehmung und Denken:

- Selbstabwertung
- Hoffnungslosigkeit
- keine Wahrnehmung von oder Reaktion auf Angenehmes oder Schönes
- war ein Ereignis am Tag negativ, so war der ganze Tag negativ
- Konzentrationsschwäche
- automatisches Denken in immer denselben Schleifen, Grübeln

Interaktion:

- Kontaktvermeidung
- Rückzug, Isolation
- Klagen und Schuldzuweisungen
- Anpassung

Therapie:

- Antidepressiva: Psychopharmaka ersetzen die individuellen Fähigkeiten des Menschen durch chemische Kräfte. Nicht selten verstärken sie die Depression oder führen zu Rückfällen (Wahrscheinlichkeit: 50%). Wenn Menschen mit Depression gleichzeitig an Herz-Kreislauf-Erkrankungen leiden, sind Antidepressive kontraindiziert. Bei *schwersten* Depressionen kann eine Kombination von Antidepressiva und Psychotherapie hilfreich sein.
- Psychotherapie

Unterstützendes Verhalten und Empfehlungen

Somatisch:

- Viel Sonnenlicht und Wärme
- Viel Bewegung
- Tanzen (besonders Walzer)
- Atmung normalisieren

- Auf der Knochenebene arbeiten, z.B. durch Vibrationen, die der Klientin ein Gefühl für Antigravitation vermitteln.
- Bei Bipolarität: Während der manischen Phase kann tiefgreifende therapeutische Leibarbeit u.U. die Amplitude zwischen den Stimmungsschwankungen vergrößern.
- Bei Kindbettdepression: die Nieren viszeral behandeln. Störungen des lumbosakralen Übergangs und die Kompression der Schädelbasis behandeln.
- Ernährung: Honig, viel Blütenhaftes, Vitamine D und E, Johanneskraut, Rosmarin, Milch, Magnesium, wenig Fleisch und wenig Kartoffeln
- Die Leber ist neben Milz und Galle das Depressionsorgan.

Gefühle:

- Gefühlsempfinden und -ausdruck fördern.
- Gegebenenfalls systemische Therapie
- Medienkonsum reduzieren, weil dieser die Gefühlsabstumpfung fördert.

Wille:

- Den Tag strukturieren
- Kleine Übungen zur Stärkung des Willens.
- Weniger schlafen.
- Viel Bewegung und physische Anstrengung nach dem Aufstehen.
- Medienkonsum reduzieren, weil dieser die Handlungsunfähigkeit fördert.

Wahrnehmung und Denken:

- Raumwahrnehmung fördern
- Negative Glaubenssätze ermitteln und korrigieren
- Gegebenenfalls systemische Therapie
- Unrealistische Ansprüche an sich und an das Leben zurückschrauben.
- Frühere, verlorengegangene Impulse reaktivieren.

Interaktion:

- Nahestehende Personen und Behandler sollten einem depressiven Menschen nichts abnehmen, weil sonst das Ohnmachtsgefühl und das Minderwertigkeitsgefühl zunehmen.
- Ein soziales Netzwerk ist hilfreich.

4. Essstörungen: Magersucht / Bulimie

Seelische und leibliche Charakteristika

- Häufiger Verlauf: erst magersüchtig, dann esssüchtig, dann beides abwechselnd.
- Betroffene kommen überwiegend aus der Mittel- und Oberschicht.
- Bulimie: essen und anschließend auf die Toilette zum Erbrechen
- Selbst wenn Bulimiekranke nicht erbrechen, verzehrt der Körper durch Stress oft das Gegessene.
- Häufig schizoide Tendenzen: Spaltung zwischen Vorstellung von sich und Realität.
- Zerrissenheit zwischen Denken und Fühlen, was zu Autoaggression und Depression führt.
- Der starke Drang, den Körper zu kontrollieren (im Essverhalten) führt zu einer starken Bewegungskontrolle mittels hoher gleichzeitiger Anspannung von Agonisten und Antagonisten. Die Bewegungen werden dadurch starr, sind wenig flüssig. Das betrifft besonders den Mittelteil des Körpers (Rumpf und Becken).
- Vollständige Heilung von Bulimie ist selten, weil es eine Suchtkrankheit ist und die Droge Essen nicht generell vermeidbar ist.

Ursachen

- Ein hoher Prozentsatz aller Mädchen mit Essstörungen wurde sexuell missbraucht.
- Bindungsproblematik: Betroffene wurden als Kinder zu sehr behütet (zu starke Bindungen) oder fühlten sich in der Familie ausgestoßen.
- Bei Mädchen: Die Weigerung, Frau zu werden aufgrund einer problematischen Mutterbeziehung.

Unterstützendes Verhalten und Empfehlungen

- Vergewissern, dass die Klientin einen Bezug zur Realität hat (Wohnung, Arbeit, Studium, Freunde etc.).
- Klare Vereinbarungen mit Eigenverantwortung treffen (z.B. Termine, Hausaufgaben)
- Psychotherapie ist wichtig
- Tanzen ist hilfreich. Besonders, wenn der Mittelteil des Körpers (Rumpf und Becken) bewegt wird und nicht nur die Extremitäten.

- Der Körperkontakt ist nützlich, weil es ein Defizit an Hautkontakt) gibt.
- Integrativ arbeiten.
- Kräftiger Druck
- Rücken in Bauchlage mit punktuellem Druck bearbeiten (Meridiane)
- Wirbelsäule und Bauchgegend (Magen, Darm) sind wichtig
- Der Magen zieht an der viszeralen Abteilung des Halses.
- Propriozeptive Wahrnehmung schulen (wegen der oft ausgeprägten Spaltung zwischen der Vorstellung vom eigenen Leib und der Realität)
- In Kontakt bringen mit den inneren sensorischen Wahrnehmungen, mit ihren physischen Sensationen, die mit dem pathologischen Zwang und den entsprechenden Verhaltensweisen assoziiert sind.
- Die Klientin soll viel Warmes trinken.

5. Burnout-Syndrom

Bis zu 25% der Erwerbstätigen in Deutschland sind betroffen (Stand 2022).

Anzeichen

- Emotionale und körperliche Erschöpfung. Betroffene neigen zu Magen-Darm-Beschwerden, Kopf- und Rückenschmerzen oder einer vermehrten Anfälligkeit für Infekte.
- Die Leistungsfähigkeit lässt nach und Betroffene haben Angst, den Anforderungen des Lebens nicht mehr gewachsen zu sein. Manche neigen zu Überstunden oder Wochenendarbeit, andere sind antriebslos und gereizt, die Konzentration lässt nach, wieder andere konsumieren Medikamente oder Drogen, um ihre Leistungsfähigkeit zu verbessern.
- Anhaltende Gefühle von Ärger, Enttäuschung, Frustration, Wut oder Ohnmacht.
- Eine negative Einschätzung des Sinnes und der Qualität der eigenen Arbeit
- Negative oder zynische Einstellung gegenüber Vorgesetzten, Kollegen und Kunden/Klienten.

Es gibt immer Überlappungen mit anderen Diagnosen (Depression, Schlafstörungen und anderen psychosomatischen sowie somatischen Beschwerden).

Ursachen

- Schlechte Arbeitsbedingungen wie Schichtarbeit, Zeitnot und Hektik, ständige Erreichbarkeit, zu viel oder zu wenig Verantwortung, zu viel Überwachung, zu hohe Leistungserwartungen, fehlende Aufstiegschancen und zu geringe Einflussmöglichkeiten.
- Das Fehlen von Wertschätzung und Anerkennung.
- Fehlende Unterstützung durch Kollegen oder die Familie.
- Mobbing
- Arbeit mit schwierigen Klienten/Kunden und Vorgesetzten
- Perfektionistische Arbeitseinstellung.

Unterstützendes Verhalten und Empfehlungen

- Spannungsabbau
  - Die Arbeit mit dem vegetativen Nervensystem (siehe S. 148 ff.)
  - Autogenes Training oder Progressive Muskelentspannung oder Yoga, Tai-Chi
  - Meditation
  - Mindful Based Stress Reduction (MBSR)
- Veränderter Umgang mit Stress
  - Coaching
  - Prioritäten setzen
  - Arbeit an andere delegieren
  - Lernen, Nein zu sagen
  - Genügend Pausen im Alltag
  - Gegebenenfalls Stellenwechsel
- Soziale Kontakte
  - Mehr Zeit mit Freunden und Familie verbringen
  - Kontakte pflegen
  - Ausgleichende Freizeitaktivitäten, Hobbies
- Gesunde Lebensweise
  - Ausgewogene Ernährung
  - Regelmäßige Bewegung durch Sport oder Tanz
  - Ausreichender Schlaf

6. Autismus

Autismus ist eine komplexe und vielgestaltige neurologische Entwicklungsstörung. Betroffen ist 1% der Bevölkerung. Häufig bezeichnet man Autismus auch als Störungen der Informations- und Wahrnehmungsverarbeitung, die sich auf die Entwicklung der sozialen Interaktion, der Kommunikation und des Verhaltensrepertoires auswirken.

Merkmale des Autismus

- Sie zeigen sich im sozialen Umgang mit Mitmenschen und in der Kommunikation.

  Menschen mit Autismus können soziale und emotionale Signale nur schwer einschätzen und haben ebenso Schwierigkeiten, diese auszusenden. Die Reaktionen auf Gefühle anderer Menschen und Verhaltensanpassungen an soziale Situationen sind selten angemessen. Manchmal wählen sie unpassende Gesprächsthemen oder unpassende Bemerkungen. Diese können für das Gegenüber verletzend sein (*Du bist aber dick*!), sind aber im Allgemeinen nicht verletzend gemeint.

  Menschen im Autismus-Spektrum verstehen nicht unbedingt, dass man mit Freunden anders interagiert als mit Fremden, innerhalb der Familie anders als am Arbeitsplatz. Und jene, die wissen, dass man sich anders verhält, haben Probleme, die Feinheiten der unterschiedlichen Kommunikation zu verstehen und in der jeweiligen Situation anzuwenden. Sie kennen die ungeschriebenen Regeln nicht.

  Es fällt ihnen schwer sich vorzustellen, was andere Menschen in einer bestimmten Situation denken oder fühlen, oder zu verstehen, warum sie etwas tun. Ihnen sind die Gefühle anderer nicht gleichgültig. Sie finden es einfach schwierig, diese Gefühle zu erkennen. Das verursacht oft Missverständnisse und Irritationen bei anderen und macht es für autistische Menschen schwierig, in eine Gruppe „hineinzupassen".

  Viele können ihre Probleme im sozialen Verständnis zu einem gewissen Grad durch ihren Verstand kompensieren. Sie lernen durch Beobachten und Nachdenken Annahmen über Gedanken und Gefühle anderer zu machen. Aber auch autistische Menschen, die darin relativ gut sind, haben Schwierigkeiten, die Feinheiten komplexer Gruppendynamiken zu erkennen, wie sie zum Beispiel hinter einer sozialen Hackordnung, Mobbing und Intrigen stecken. Auch deshalb werden Menschen im Autismus-Spektrum oft Opfer solcher Vorgänge. Außerdem fühlt sich das ständige Analysieren ungefähr so an, als müsste man auf einer Party ständig nebenher komplexe Mathematik-Aufgaben lösen. Und dann weiß oft gar nicht, was man mit dem Ergebnis machen soll: Auch autistische Menschen, die ein relativ gutes soziales Verständnis haben, finden es oft schwierig, in der Situation zu reagieren. Jemand ist traurig – aber wie tröste ich den jetzt?

Manche autistische Menschen haben gute sprachliche Fähigkeiten, manche sprechen gar nicht. Sie benutzen alternative Formen der Kommunikation, zum Beispiel Tippen, Bildkarten, Wiederholen dessen, was andere gesagt haben, oder Gebärdensprache. Wechselseitiger Gesprächsaustausch, Flexibilität im Sprachausdruck und in der Sprachmelodie sind ebenso wenig ausgeprägt wie begleitende Gestik, durch welche die sprachliche Kommunikation betont oder ihr Sinn unterstrichen wird.

Autistische Menschen haben oft Schwierigkeiten, nonverbale und paraverbale Kommunikation zu verstehen. Also Blickkontakt, Körperhaltung, Mimik, Gestik, Berührung, Abstand zum Gegenüber und Kleidung sowie Tonfall, Sprachmelodie, Betonung und Lautstärke. Deshalb widersprechen sich bei ihnen nonverbale oder paraverbale Signale dem, was sie eigentlich ausdrücken wollen.

Manche sehen ihr Gegenüber nicht oder zu wenig an, wenn sie mit ihm reden. Andere haben gelernt, dass sie Blickkontakt halten sollen, und starren regelrecht. Autistische Menschen finden es daher schwierig, Blickkontakt zu nutzen, um etwas zu kommunizieren oder die Aussagen des Gegenübers besser einschätzen können.

All diese Schwierigkeiten führen dazu, dass sie oft lieber Zeit allein verbringen als mit anderen Menschen.

- Zu den Merkmalen gehören auch sich wiederholende und stereotype Verhaltensweisen, Interessen und Aktivitäten.

  Es können sich ständig wiederholende Beschäftigungen mit Daten, Fahrrouten oder Fahrplänen ergeben. Motorische Stereotypien, wie Schaukeln, Wedeln, Kreiseln von Dingen sind häufig zu beobachten, ebenso wie ein außergewöhnliches Interesse an Teilaspekten von Objekten. Menschen mit Autismus können große Probleme mit Veränderungen von Handlungsabläufen oder Details der persönlichen Umgebung haben und zum Teil sehr stark auf diese Veränderungen reagieren.

- Es gibt Schwierigkeiten mit der Feinmotorik und/oder der Grobmotorik, besonders beim Asperger-Syndrom. Autistische Kinder zeigen als Babys abnorme Bewegungsmuster (beim Drehen, Sich Aufsetzen, Krabbeln und später beim Gehen).
- Besonderheiten der Wahrnehmung: Sehr schnell können Betroffene in die Situation einer Überladung mit Sinneseindrücken kommen.
  Es besteht ein Mangel an Orientierung. Ein frühes Symptom des Autismus ist die Unfähigkeit, auf etwa zu zeigen.
- Die meisten Autisten lassen Spontanität, Initiative und Kreativität vermissen. Sie haben Schwierigkeiten, Entscheidungen zur Bewältigung einer Aufgabe zu treffen, auch wenn die Aufgabe kognitiv zu bewältigen wäre.
- Psychische Begleitstörungen sind übergroße Befürchtungen, Phobien, Schlaf- und Essstörungen sowie herausforderndes Verhalten in Form von Wutausbrüchen und fremd- oder selbstverletzenden Verhaltensweisen.

In seltenen Fällen kommt es vor, dass bei Kindern fälschlicherweise Autismus diagnostiziert wird, obwohl in Wirklichkeit ein Fall von Gesichtsblindheit vorliegt. Gesichtsblindheit heißt, eine Person kann sich Gesichter nicht merken und deshalb nicht wiedererkennen.

Unterstützendes Verhalten und Empfehlungen

- Kurze Sitzungen sind angezeigt.
- Das Kind *während der Behandlung* nicht anschauen (*Tom Myers*).
- Augengegend, Kiefer, Schultern, Sonnengeflecht, Nacken und Wirbelsäule sind wichtige Körperregionen.
- Das Ligamentum nuchae direkt am Occiput behandeln. Das hilft der rechts-links-Balance des Gehirns.
- Autisten haben einen sehr langsamen craniosacralen Rhythmus.
- Das Os Temporale sowie die Kompression der spheno-basilar-Gelenke craniosacral behandeln (*John* E. *Upledger).*
- Tiefe Druckmassage sowie zartes Massieren mit zusätzlichem Kitzeln an Brust, Kinn und Händen ist hilfreich. Das können auch Eltern machen.

7. Auf Rechtshändigkeit umgeschulte Linkshändigkeit

Händigkeit ist Ausdruck (motorischer) Dominanz der einen Hand und der kontralateralen Gehirnhälfte. Sie ist vererbt. Wahrscheinlich sind ca. 30 % aller Menschen geborene Linkshänder.

Bei einer Umschulung von Links- auf Rechtshändigkeit kommt es *nicht* zu einer Dominanzumstellung im Gehirn, sondern zur Überlastung der nicht dominanten Gehirnhälfte und zu einer Unterbelastung der anderen Hirnhälfte. Außerdem entstehen Übertragungsprobleme im Corpus callosum.

Treibende Kraft einer Umschulung sind vielfach nicht Eltern oder Lehrer, sondern das betroffene Kind selbst, das sich nicht von den Mitschülern unterscheiden möchte. Eine Umschulung wird oft verdrängt bzw. in der Erinnerung verharmlost, weil die Erinnerung zu schmerzhaft und mit Scham verbunden ist.

Mögliche **Primärfolgen**

- Gedächtnis- und Konzentrationsstörungen (schnelle Ermüdung)
- Lese- und Rechtschreibprobleme (Legasthenie und musikalische „Legasthenie")
- Raum-Lage-Labilität (Rechts-Links-Unsicherheit)
- Feinmotorische Störungen (auch im Schriftbild)
- Sprachstörungen (Stammeln, Stottern)

Mögliche **Sekundärfolgen**

- Minderwertigkeitsgefühle, Unsicherheit, Zurückgezogenheit
- Kompensation durch erhöhten Leistungseinsatz
- Trotzhaltung, Imponiergehabe, Clown-Rolle
- Bettnässen und Nägelkauen
- Vegetative Reaktionen: Schweißausbrüche, Lidflattern, Muskelzuckungen und Tics, Kopfschmerzen, Schlafstörungen
- Psychosomatische Störungen
- Neurosen und Verhaltensstörungen

Symptome

Wenn eine Vielzahl der folgenden Symptome zutrifft, *kann* das auf die beschriebene Problematik hindeuten:

- Die Person ist rechthaberisch und widerspricht dauernd (*ja, aber...*), lässt ihr Gegenüber nicht ausreden.
- Sie lässt Wichtiges aus oder überspringt es.
- Gedanken drehen sich im Kreis
- Die Person ist schnell beleidigt und fühlt sich ständig angegriffen.
- Sie ist hart gegenüber anderen
- Misstrauen
- Die Person ist unflexibel, undiplomatisch, stur, pingelig.

Tests, ob ein Mensch ein umgeschulter Linkshänder ist

- Hände wie zum Gebet falten. Liegt der linke Daumen über dem rechten, dann liegt wahrscheinlich eine ursprüngliche Linkshändigkeit vor.
- Arme vor der Brust verschränken. Liegt der rechte über dem linken Arm und zeigen die Finger der linken Hand nach oben, dann ist dies ein weiterer Hinweis auf eine angeborene Linkshändigkeit.
- Beide Ohrläppchen mit Daumen und Zeigefinger zusammendrücken. Langsam den Druck erhöhen. An welchem Ohr ist der Druck schmerzhafter? Ist es das linke Ohr, ist das noch ein weiteres Indiz.

Unterstützendes Verhalten und Empfehlungen

- Eine Rückschulung auf Linkshändigkeit ist nicht immer optimal, weil Nervensystem und Seele dadurch sehr belastet werden.
- Strukturelle Integration kann helfen, einige Primär- und Sekundärfolgen besser zu bewältigen.

8. Selbstverletzung (Schneiden)

Die Altersgruppe zwischen 12 und 17 Jahren ist besonders betroffen, meist sind es Mädchen. Ungefähr 20 bis 30 % der Jugendlichen verletzen sich in diesem Alter selbst. Die allermeisten von ihnen machen das einmal oder zweimal und hören dann auf. Andere verletzen sich über eine längere Zeit selbst. Im Erwachsenenalter, also ab dem 18. Lebensjahr, tritt Selbstverletzung mit etwa 5 % deutlich seltener auf.

Ursachen und Motive

- Nicht zu bewältigende Gefühle, oft hervorgerufen durch Traumata in der Kindheit wie sexuellen Missbrauch, Misshandlung oder Trennung der Eltern. Mobbing oder Probleme mit Freund bzw. Freundin können eine Rolle spielen.
- Hass auf den „schmutzigen" Körper
- Übermächtige Gefühle (Wut, Hass, Schuld) und der damit einhergehende physische Druck sollen verringert werden, indem der physische Schmerz vom seelischen Schmerz ablenkt. Oder die Gefühle werden autoaggressiv gegen sich selbst gewendet.
- Der Dissoziation und dem partiellen Ich-Verlust wird durch das Schneiden entgegengewirkt, weil durch den physischen Schmerz eine Zentrierung/Selbstvergewisserung, ein Wieder-zu-sich-selber-kommen bewirkt wird.

Unterstützendes Verhalten

- Respektvolle Neugier, zuhören und die Gefühle ernst nehmen.
- Da häufig Trauma eine Rolle spielt, siehe S. 162 ff.

Die Arbeit mit dem vegetativen Nervensystem

1. Einführung

Der Sympathikus-Anteil des Autonomen Nervensystems ist für Anspannung und Erregung zuständig, der Parasympathikus-Anteil für Entspannung und Beruhigung. Das Zusammenspiel von Sympathikus und Parasympathikus gestaltet sich normalerweise nicht in einem Entweder-Oder, sondern eine Seite dominiert jeweils. Das Autonome Nervensystem steht in bidirektionaler Verbindung mit dem Zentralen Nervensystem. (Siehe auch S. 16 f.)

Als Praktizierende, die vor allem über die Leibesebene mit Menschen umgehen und dies in erster Linie mit den Händen tun, bietet sich die Arbeit mit dem vegetativen Nervensystem als ein nützliches Instrument an. Denn über dieses sprechen wir den Menschen gleichzeitig auf der physiologischen, energetischen und Gefühlsebene an. Wie wir sehen werden, sind die Polaritäten von Anspannung und Entspannung, von Stressakkumulation und Stressabbau zentrale Elemente des autonomen Nervensystems (ANS).

Im Kontext der Strukturellen Integration geht es bei der Arbeit mit dem Vegetativum konkret um diese Anwendungsbereiche:

1. Bei der strukturellen und der bewegungsbezogenen Arbeit mit dem Klienten können vegetative Stress-Reaktionen entstehen:
   - Es kann sein, dass die manuelle Behandlung oder die Bewegungsarbeit bei einem Klienten Stress erzeugt.
   - Während einer Sitzung kann unter Umständen das Vegetativum aufgrund biografischer Faktoren in kritischer Weise getriggert werden. Dies gilt nicht nur aber auch für Traumata.

   In beiden Fällen geht es darum, wie man zu einer zyklusartigen Stressauflösung kommt.
2. Nicht wenigen Klienten fehlt eine ausreichende Flexibilität des Autonomen Nervensystems bei Wechseln zwischen Sympathikus- und Parasympathikusdominanz, also zwischen Anspannung und Entspannung.
3. Viele Menschen leiden unter chronischer Anspannung, andere unter Antriebsschwäche.

2. Grundlegende Informationen

2.1 Normaler Stresszyklus und akkumulierter Stress

Stress an sich ist nichts Negatives. Er bedeutet zunächst einmal nichts anderes als ein Ansteigen von Spannung und Aktivität. Dies ist ein ganz normaler Vorgang. Problematisch wird es, wenn er chronisch wird oder nicht wieder in eine Entspannung mündet.

Der normale Ablauf eines Stresszyklus sieht so aus: Ein stimulierender Reiz führt im ANS zu einer Ladung, d.h. zu gesteigerter Aktivität des Sympathikus. Nach Erreichen des Mobilisierungs-Höhepunktes fällt die Sympathikusaktivität ab. Es findet eine Entladung statt, die in eine gesteigerte Aktivität des Parasympathikus mündet, und damit in eine Auflösung [Abb. 7.1].

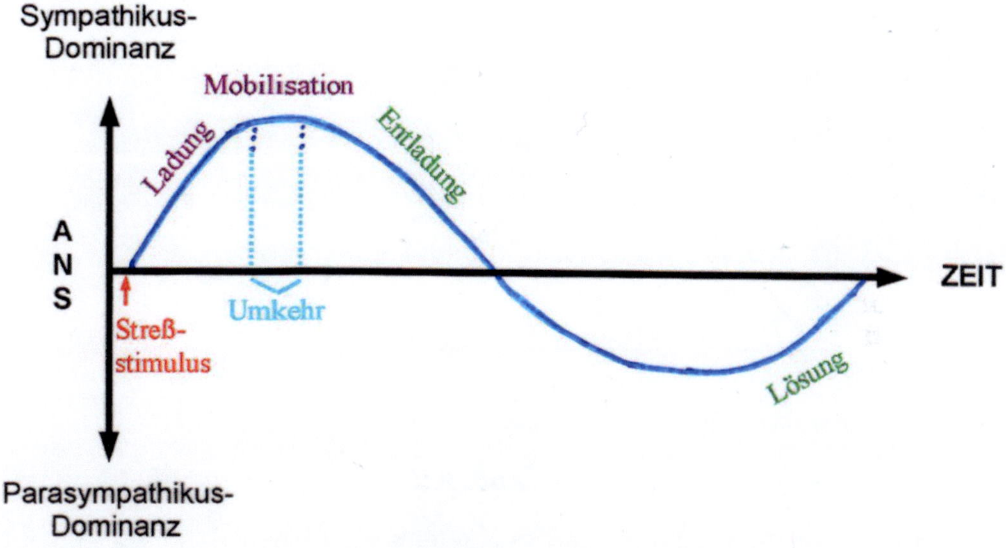

Abb. 7.1 *Normaler Stresszyklus*

Beim Entladungsprozess kann es zu einer Schaukel zwischen Sympathikus und Parasympathikus kommen, ehe sie beim Erreichen eines ausbalancierten Zustands zum Stillstand kommt. Die Schaukelbewegung kann in flachen oder mehr kurvigen Verläufen stattfinden. [Abb. 7.2].

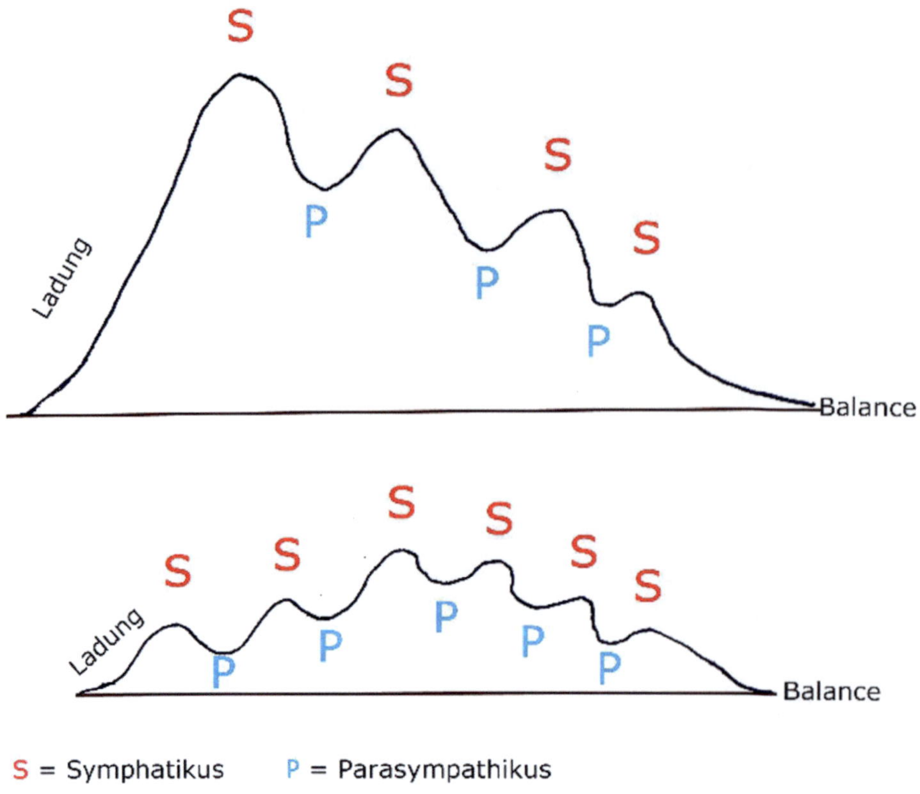

Abb. 7.2

Bei einer Akkumulation von Stress fällt nach Erreichen des Mobilisierungs-Höhepunktes die Sympathikusaktivität nicht komplett ab, weil keine vollständige Entladung erreicht wird, oder weil ein erneuter Stimulus auftaucht bzw. der auslösende Stimulus zu stark oder zu lang auftritt. Oder der vorherige Spannungsaufbau war zu schwach, um eine vollendete Rückkehr in den parasympathischen Zustand zu ermöglichen. Im Ergebnis fehlt die Auflösung, d.h. der Stresslevel wird auf einem hohen Niveau oder einem niedrigen Niveau chronisch [Abb. 7.3].

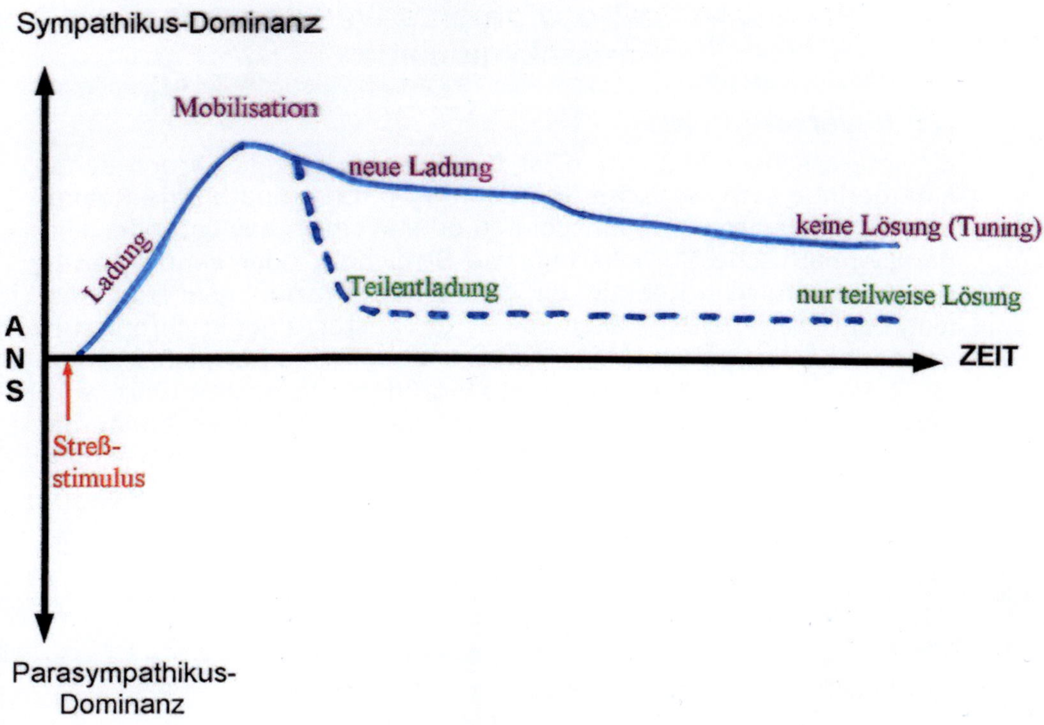

Abb. 7.3 *Akkumulierter Stress*

2.2 Reversal-Effekt und progressive Steigerung von Stressakkumulation

Der Reversal-Effekt

Ein interessantes Phänomen ist der Reversal-Effekt: Wenn schon eine geringe sympathische Stimulierung parasympathische Reaktionen wie beispielsweise Einschlafen oder Weinen auslöst, oder eine parasympathische Stimulierung wie Streicheln oder sanfte Berührung sympathische Reaktionen, also einen Spannungsanstieg auslöst, dann ist in beiden Fällen von einem Zustand hoher chronischer Spannung auszugehen. [Abb. 7.4] Ein alltägliches Beispiel ist, wenn ein Zuviel an Kaffee-Genuss nicht zu größerer Wachheit führt, sondern im Gegenteil schläfrig macht. Auf der emotionalen Ebene hat man es beim Reversal-Effekt mit einem ständigen inneren Widerspruch neurotischer Art zu tun.

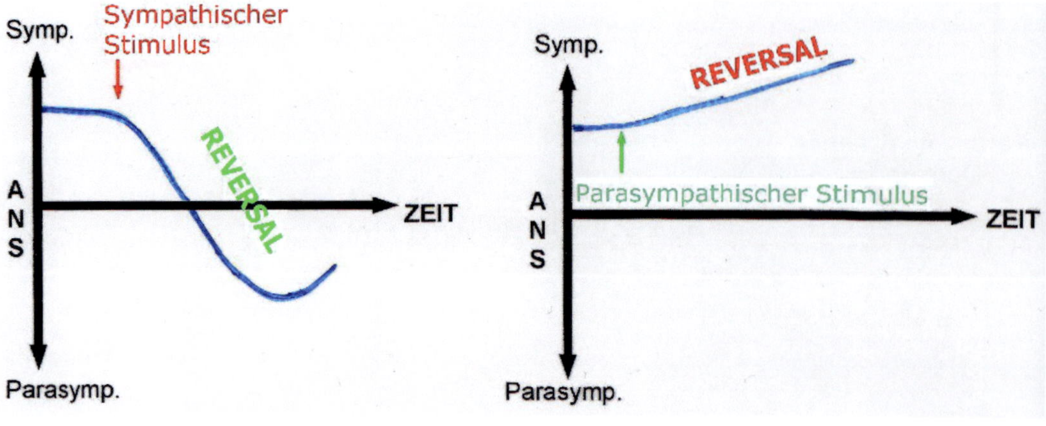

Abb. 7.4 *Reversal Effekte*

Progressive Steigerungsstufen von Stressakkumulation

Es gibt Umstände, beispielsweise das Erleiden eines Traumas, das zu einer stufigen Steigerung von Stressakkumulation führt: Zunächst kommt es zu einer Steigerung der Sympathikusaktivität, begleitet von einer gleichzeitigen Aktivierung des Parasympathikus. Auf der nächsten Stufe nimmt die Aktivität des Parasympathikus sogar stärker zu als die des Sympathikus. Auf der dritten Stufe kommt eine Erstarrung (Stasis) hinzu. In der Stasisphase ist der

Parasympathikus extrem aktiviert, weil der Organismus mit der enormen Energie nicht fertig wird, denn die Mobilisierung ist behindert. In der Stasis tritt ein veränderter Bewusstseinszustand ein, bei dem man u.a. keine Schmerzen spürt. [Abb. 7.5]

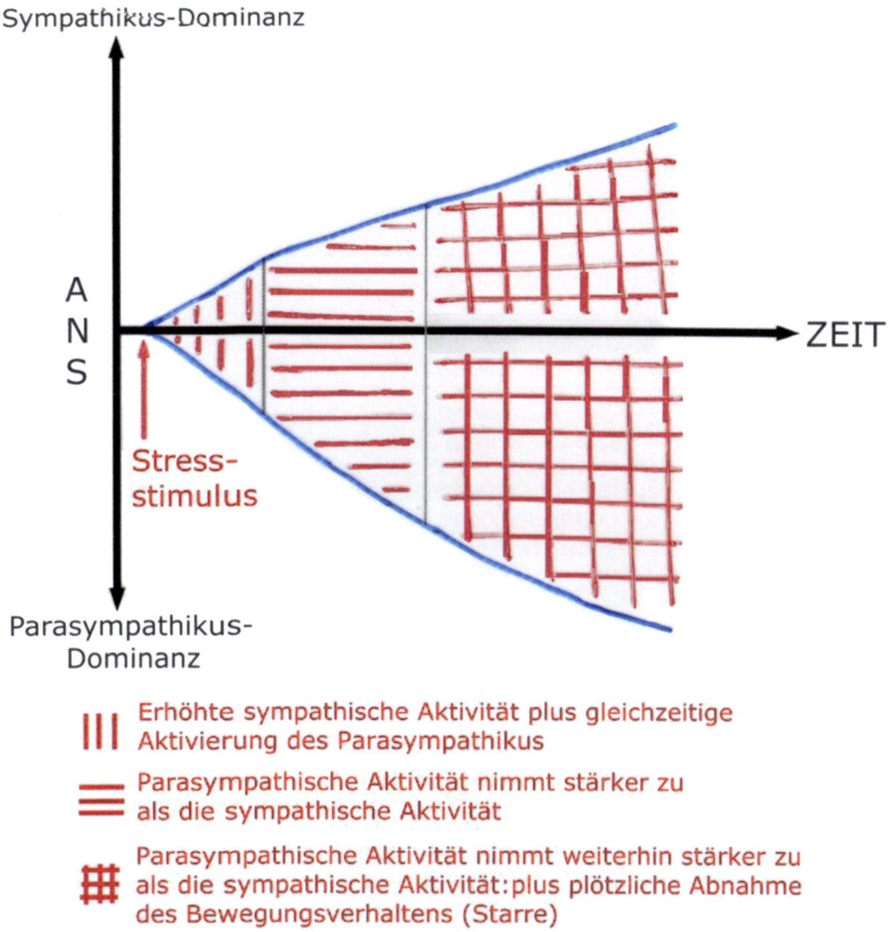

Abb. 7.5 *Progressive Stufen von Stressakkumulation*

2.3 Kennzeichen für den momentanen Status des Autonomen Nervensystems (ANS)

	SYMPATHIKUS-DOMINANZ	PARASYMPATHIKUS-DOMINANZ
Atmung	kurz / beschleunigt / verstärkte Einatmung / Brustkorb-Atmung	tief und voll / verlangsamt / verstärkte Ausatmung / Bauchatmung
Puls	beschleunigt / relativ beschleunigt beim Ausatmen, relativ verlangsamt beim Einatmen	verlangsamt / relativ beschleunigt beim Einatmen, relativ verlangsamt beim Ausatmen
Haut	zieht sich zusammen (Gänsehaut) / Blutgefäße verengen sich / Härchen stellen sich auf	Warmrote Gesichtsfarbe (aber kein Hitzerot)
Muskeln	Tonuszunahme / Muskeln weiten sich	Tonusabnahme / Muskeln verengen sich
Augen	Pupillen entweder sehr weit oder sehr eng / fokussierter Blick	Pupillen eher eng / weicher, klarer, wandernder Blick, Lidflattern
Schweiß	plötzlich / kalt / flächig	warm / tropfig
Tränen	treten in Augenmitte oder am inneren Augenwinkel aus	treten am äußeren Augenwinkel aus
Hände/Füße	kalt	warm
Bewegung	weiträumig / extrinsisch / willkürlich Unsicherer, unkoordinierter Gang	klein / intrinsisch / unwillkürlich (Motilität) Anmutiger flüssiger Gang
Stimme	höher als gewöhnlich	tiefer als gewöhnlich
Verdauungsgeräusche	Sie fehlen oder treten ununterbrochen auf	Sie treten auf
Körpergefühl	Gefühl von Unverbundenheit	Gefühl von Verbundenheit, Empfindung des Fließens

- Atmung und Augenbewegung sind schwieriger zu interpretieren als andere Indikatoren.
- Es gibt zusätzlich eine dermographische Diagnose:
  Mit dem Fingernagel über die Haut fahren. Wenn der Strich sofort vergeht, ist das ANS ausgeglichen. Wenn ein weiß erhobener Strich bleibt, liegt eine Dominanz des Sympathikus vor. Wenn ein rot erhobener Strich bleibt, ist der Parasympathikus dominant. Wenn weiß und rot sich abwechseln, deutet das auf ein gestörtes Zusammenspiel zwischen Sympathikus und Parasympathikus hin.
- Weitere Anzeichen für die Vollendung eines Zyklus von Anspannung und Entspannung:
  - Generelle Entspannung von Gewebe, Gelenken und Organen
  - Ein kitzeliges Gefühl wie bei Wundheilung
  - Wärme (nicht Hitze) geht in den Kopf sowie in Hände und Füße
  - Gesichtsentspannung
  - Der Klient sieht gereifter aus
  - Gefühl, alles sei neu
  - Heiterkeit
  - Klarheit im Denken
  - Gefühl: ich lebe (Der Klient tastet sich dabei eventuell ab)
  - Gefühl sowohl in sich wie gleichzeitig beobachtend neben sich zu stehen
- Widersprüchliche Signale deuten auf *Erstarrung* hin: hohe Aktivierung von Sympathikus <u>und</u> Parasympathikus, verbunden mit niedrigem Bewegungsverhalten und mangelndem Schmerzempfinden, also einem veränderten Bewusstseinszustand. (Siehe S. 162 f.)
- Schläft die Klientin oder ist sie in Trance? Test: Ihren Atem imitieren oder ihren Unterarm umfassen und beim Einatmen drücken, beim Ausatmen loslassen. Nach 2-3 Min. den eigenen Atem ändern oder die Druckart ändern. Wenn die Klientin ihre Atmung anpasst, ist sie in Trance. Wenn nicht, schläft sie.

3. Die Praxis

3.1 Generelles

- Die Einnahme von Valium in der Zeit der Sitzungen ist vom Gesichtspunkt des Umgangs mit dem Vegetativum eine Kontraindikation.
- Flexibel zwischen Faszienarbeit und Arbeit auf ANS-Ebene wechseln.
- Die Arbeit an den Diaphragmen (inklusive Handgelenken, Ellbogen, Fußgelenken und Knien) kann den energetischen Fluss in Gang bringen.
- Überwiegend oder komplett unwillkürlich bewegte Gelenke, wie die Handwurzelknochen, Tarsales und Metatarsales, die Symphyse, Schädel, Sacrum usw. sind stark mit dem ANS verbunden. Man erreicht dort das limbische System (Gefühle) und das Reptilienhirn (Atmung). Die Arbeit an diesen Gelenken ist also relevant.
- Großflächige langsame manuelle Arbeit fördert eine parasympathische Reaktion, punktuelles zügiges Arbeiten führt eher zu einer sympathischen Reaktion.
- Um zu viel Stress während einer Sitzung zu vermeiden, ist es gut, vorab eine Vereinbarung zu treffen: Der Klient geht nur so weit, wie er loslassen kann. (Stopp-Signal)
- Bei parasympathischen Release-Reaktionen (spontaner tiefer Atemzug, Seufzen, Gähnen, Verdauungsgeräusch) manuelles Arbeiten stoppen und erlauben, dass der Release ablaufen kann und die Klientin das spürt.
- Wenn sich durch manueller Faszienbehandlung eine Spannung gelöst hat, kann man eine geführte Imagination durchführen. Die Klientin schließt die Augen und unternimmt eine geführte Reise zum behandelten Ort oder durch den Körper insgesamt. Dabei entstehende Bilder bzw. Fantasien, die durch die Intervention stimuliert wurden, gegebenenfalls durcharbeiten.
- Behandlungsformen der Motilität von Faszien, Knochen und inneren Organen anwenden. Motilität unterscheidet sich von Mobilität dadurch, dass sie *unwillkürlich* abläuft und eine *Mikro-Amplitude*

aufweist. Sie ist der Ausdruck selbstregulierender Kräfte des Organismus. Die Qualität der Motilität wirkt sich auf die Qualität der Mobilität aus und umgekehrt. (Siehe Handbuch 3, S. 43)

Insbesondere craniosacrale Techniken (Beckenlift, Tube Technik, die Induktion eines Ruhepunktes/still point, Unwinding) bieten sich an, um:

- am Ende einer Sitzung die Gesamtbalance des Organismus fördern;
- die vegetative Balance zwischen Sympathikus und Parasympathikus zu fördern oder wiederherzustellen;
- auf Anzeichen einer psycho-somatischen Dissoziation (z.B. verwirrter Blick, verminderte Verbindung zu eigenen Gefühlen oder Körperempfindungen) zu reagieren.

- Wenn der Puls beim Einatmen leicht ansteigt, der Vagus also blockiert ist, und beim Ausatmen leicht abfällt, ist das ANS offen für Stimulierung durch manuelle Intervention.
- Wenn der Puls beim Einatmen abfällt und beim Ausatmen ansteigt, ist das ANS zu sehr mit inneren Reaktionen auf einen Stimulus beschäftigt. Intervention stoppen und Zeit für eine Entladung lassen.
- Wenn der Klient nach Sitzung Zeichen von Desorientierung zeigt. (kalte Hände, unzureichende Erdung, High-Gefühl, schwerer Kopf, starkes Zittern):
  - Im Stehen (Augen offen) sanft den Occiput berühren und die Klientin kleine Bewegungen des Kopfes ausführen lassen (Flexion, Extension, Seitneigung, Rotation).
  - Breite Striche im Übergang vom Nacken zum Rücken, während der Klient sitzt und guten Bodenkontakt mit seinen Füßen hat. Der Klient übt einen leichten Gegendruck vom Boden her gegen die Hände des Praktizierenden aus. Während der Manipulation beugt der Klient den Kopf langsam vor und richtet ihn wieder auf. Das hilft gegen Dissoziierungsempfindungen wie z.B. das Gefühl, den schweren Kopf kaum halten zu können.
- Kurzer Atemstillstand: Das Vegetativum schaltet auf parasympathische Aktivität um.
- Bei Hyperventilation: Bauchlage, ausatmen verlängern lassen (z.B. durch pfeifende Lokomotive), Arbeit an Mm. Rhomboidei.

- Unwillkürliche Körperzuckungen, Zähneklappern, Flattern der Augenlider, spastische Bewegungen einzelner Körperteile: All das kann eine unwillkürliche Reaktion sein, die durch Widerstände verursacht wird, den dichte oder blockierte Körperzonen dem freien Energiefluss entgegensetzen. Meist ist das harmlos. Sie sind oft verbunden mit anschließenden Gefühlen tiefen Friedens und heiterer Gelassenheit. Eventuell Hand auflegen und da sein.

3.2 Den Parasympathikus anregen

- Schmelzend und mit gleichbleibendem Druck langsam ins Gewebe.
- Parasympathische Stimuli durch einen Beckenlift oder andere Lifts. (Siehe Handbuch 3, S. 306 ff.) Wenn das nicht wirkt, sondern eher eine sympathische Reaktion eintritt: am Nacken einen sympathischen Stimulus geben, um so ein Reversal, also einen Umschlag in eine parasympathische Reaktion, auszulösen.
- Die Praktizierende legt ihre Hand auf den Unterarm des Klienten und folgt dessen Atmung mit Aufmerksamkeit. Beim Einatmen des Klienten leicht drücken und beim Ausatmen loslassen. Entspannungssignale abwarten, besonders einen unwillkürlichen tiefen Atemzug. Dies kann eventuell einige Minuten dauern. Die Praktizierende muss währenddessen darauf achten, dass sie mit ihrem eigenen Atemmuster nicht das Atemmuster des Klienten beeinflusst oder selbst das Atemmuster des Klienten übernimmt.
- Rückenlage. Der Praktizierende sitzt auf dem Fußende der Liege mit dem Rücken zum Klienten. Der Klient presst seine Füße sanft gegen den Rücken des Praktizierenden.
- Die kleinen atlanto-occipitalen Muskeln sind Stress-Speicher. Wenn die Klientin an einen Stressor denkt, ist für die Praktizierende eine Kontraktion in den Muskeln spürbar. Diesen Umstand kann man für die Behandlung nutzen: Während die Klientin an den Stressor denkt, bleibt die Praktizierende schmelzend dort. So lassen sich Stressor und Verspannung entkoppeln.
- Laterale Dehnung des Gewebes (statt im Faserverlauf)
- Bei ständigem Ausagieren und Bewegen: den Klienten aufstehen und herumgehen lassen

- Übungen:
  - Gehen. Zwischen fünf halben Schritten jeweils eine Stehpause von 20 Sekunden einlegen. Dabei ausatmen.
  - Langsame Bewegungen machen oder sie sich detailliert vorstellen.
  - 2-3 mal die Hände auf das Gesicht legen. Dabei auf Hintergrundgeräusche lauschen.
  - Atemübung: langsam 6 Sek. ausatmen – langsam 4 Sek. einatmen – 4 Sek. Das 6 mal wiederholen.
  - Wechselatmung: Abwechselnd durch ein Nasenloch einatmen, während man das andere Nasenloch zuhält. Dauer: 10 Minuten.
  - Wiederholtes Gähnen fördert die Entspannung. Gegebenenfalls zunächst Gähnen simulieren, es stellt sich dann von selbst ein.
  - Den Konsonanten M tönen lassen.
  - Körperliche Entladung herbeiführen. Bei Aggression z.B. einen Ball zusammendrücken, Wut im Wald hinausbrüllen. Wenn man einer stressigen Situation nicht ausweichen konnte: Rennen.
  - In und/oder nach Stresssituationen die innere Vertikalachse aufsuchen.
  - Meditation und Achtsamkeitstraining
  - Progressive Muskelentspannung nach *Jacobson* und Autogenes Training nach *Schultz*

3.3 Den Sympathikus anregen

- Kraftvoll ins Gewebe hinein- und wieder heraus gehen.
- Das ANS zum Ertragen größerer Spannung bewegen, indem schrittweise etwas konfrontierend manuell gearbeitet wird. Aber nicht zu sehr und zu schnell, weil sonst ein vorschneller Sturz in die Entladung eintritt.
- Nackenarbeit stimuliert den Sympathikus („weckt auf").
- Menschen, die auf einem zu niedrigem Stresslevel leben, also antriebsschwach sind, in Sitzungen über aktive Bewegungsbeteiligung engagieren.
- Wenn eine Person zu depressiven Stimmungen neigt oder auf einem sehr niedrigen Energieniveau lebt, die Brustatmung fördern. Denn sie begünstigt eine Steigerung der Energie.
- Sport und Tanz

3.4 Akkumulierten Stress abbauen

Im Fall von akkumuliertem Stress (siehe S. 148 ff.) gibt es vier mögliche Ausgangssituationen, die jeweils ein bestimmtes Vorgehen nahelegen:

1 Dominanz des Sympathikus

Entweder

a) Stimulierung des Parasympathikus durch Berührung, Wärme, Beckenlift, craniosacrale Arbeit, tiefen schmelzenden Druck

oder

b) weil eine sympathische Reaktion oft stärker ist als eine parasympathische: zunächst eine Stimulierung des Sympathikus durch direkten tiefen Druck von 4 Sekunden Dauer, dann wieder aus dem Gewebe hinausgehen, damit eine Entladung eintritt. Anschließend den Parasympathikus durch Handauflegen stimulieren und der Motilität des Gewebes folgen.

2 Dominanz des Sympathikus, begleitet von einer Steigerung der Aktivität des Parasympathikus

Weil eine Stimulierung des Parasympathikus einen Reversal auslösen könnte: wie bei 1 b) verfahren.

3 Die Aktivität beider Teile ist gesteigert, die des Parasympathikus jedoch mehr als die des Sympathikus.

Eine Serie gradueller Schritte geringstmöglicher Stimulierung des Sympathikus, um schrittweise eine Teilentladung zu ermöglichen. Auf diese Weise kommt man schrittweise in die unter 2) geschilderte Situation und verfährt, wie dort beschrieben.

4 Wie bei Variante 3, allerdings verbunden mit einer Starre (Stasis).

Zuführung von Mobilisierungsenergien durch Hervorrufen kurzer und kleiner autonomer Reaktionen. Dies hebt den Grad des Bewegungsverhaltens. Danach wie bei 3) verfahren.

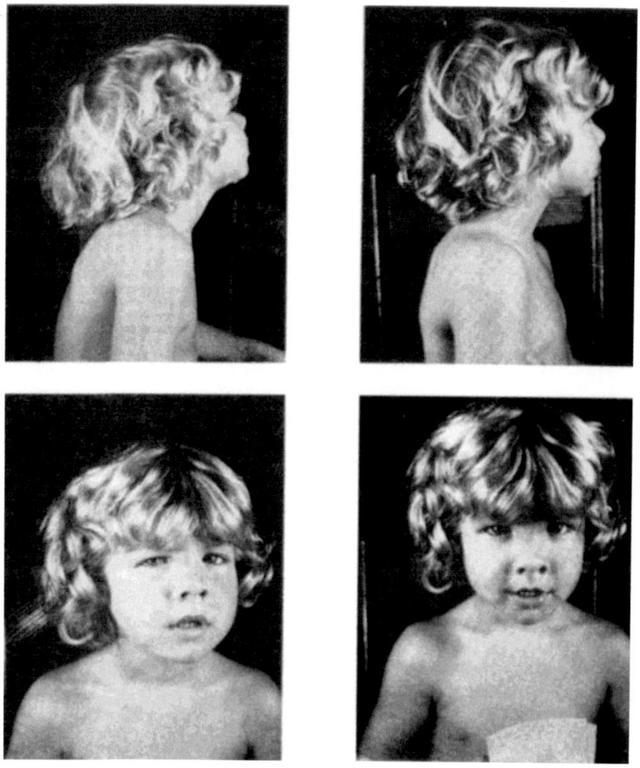

Abb. 7.6 *Veränderung des Blicks als Anzeichen eines gelungenen Stressabbaus*

Trauma

1. Das traumatische Geschehen

Wenn der Mensch ein bedrohliches Ereignis erlebt, geschieht normalerweise folgendes:

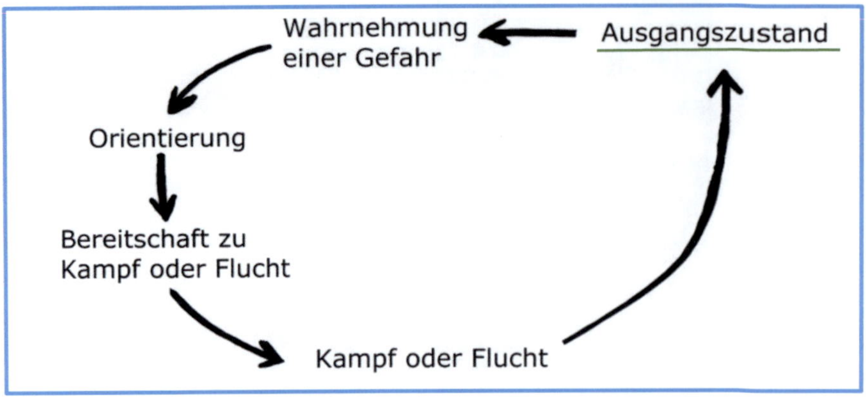

Traumatisierend wirkt das Geschehen jedoch, wenn folgendes geschieht:

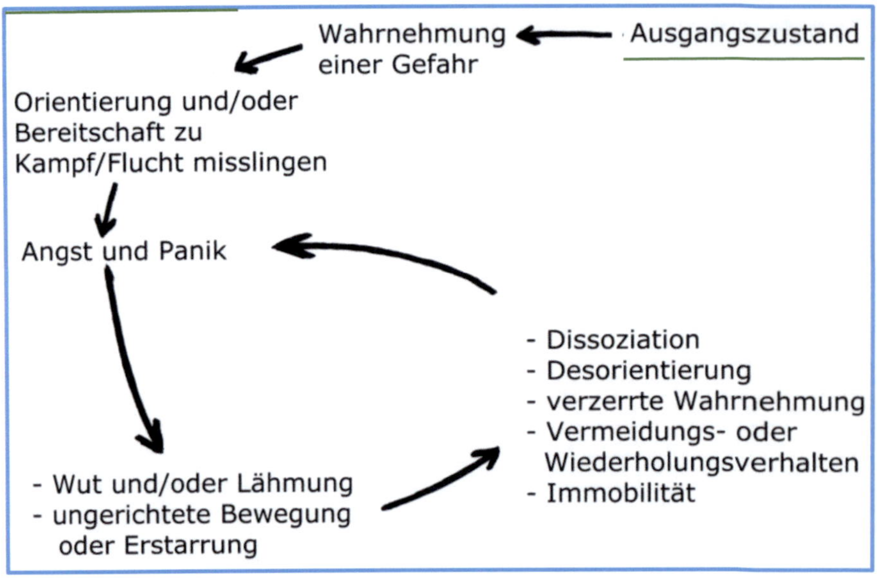

Der entscheidende Unterschied zwischen beiden Abläufen ist der, dass bei einem traumatisierenden Ablauf Flucht oder Kampf aufgrund innerer oder äußerer Umstände nicht möglich sind.

Angst und Panik führen dann zu einer verzweifelten, ungerichteten Flucht- oder Abwehrbewegung bzw. zu einer Erstarrung bis hin zum Totstellreflex. Begleitet wird dies durch Gefühle der Wut oder der absoluten Hilflosigkeit.

Die Folge ist, dass die normalerweise miteinander verbundenen Erlebniskomponenten - also Leibesempfindung, Sinneswahrnehmung, Verhalten, Gefühle und Gedanken (siehe Infokasten auf S.164) – sich voneinander abspalten, dissoziieren. Es kommt zur Spaltung:

- zwischen Bewusstsein und Leib (z.B. kein Spüren von Schmerz, das Gefühl außerhalb des eigenen Leibes zu sein)
- zwischen Ich und Gefühlen (z.B. emotionslose Schilderung des Erlebten oder hysterisches Lachen)
- zwischen Ich und Gedanken (z.B. Leugnen oder Herunterspielen des Erlebten)
- zwischen Ich und Erinnerung (Amnesie).

Das führt dazu, dass die gezeigten Erlebniskomponenten nicht zueinander passen und dem Erlebten nicht angemessen sind.

In der Folge ist die Wahrnehmung verzerrt, und es kommt häufig zu einem Vermeidungs- oder Wiederholungsverhalten. Angst und Panik kehren zurück.

Traumatische Erfahrungen führen oft zu einer Einschränkung der Orientierung im Raum und damit zu einer Störung peripheren Sehens. Das Sehen ist tunnelartig verengt. Die Folgen sind eine bewegungs- und haltungsbezogenen ängstliche Unsicherheit und eine konzentrische Kontraktion des Körpers.

Die Faszienmatrix, die bis in jede Zelle und jeden Zellkern des Körpers reicht, ist ein System, das die physischen und emotionalen Auswirkungen jeder traumatischen Erfahrung wahrnimmt und absorbiert. Die lebende Matrix speichert traumatische Erinnerungen.

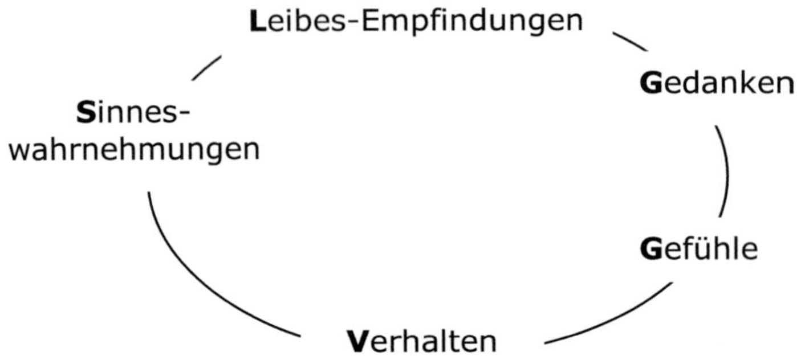

Sinneswahrnehmungen
- Sehen, Hören, Schmecken, Riechen, Tasten

Leibesempfindungen
- Bewegungssinn (Kinästhetik, Propriozeption)
- Gleichgewichtssinn (Innenohr)
- Interozeption (viszeral, Temperatur, Herz, autonome Bewegungen der Gliedmaßen)

Gefühle
- Abstraktion einer Fülle von leiblichen Einzelsensationen auf der Gefühlsebene.
- Im Leib gefühlte Wahrnehmung (felt sense, siehe S. 7 f.)

Gedanken
- Interpretation
- Glaubenssätze
- Körperimage (siehe S. 8)

Verhalten
- Körpersprache, Gesten und Mimik
- Bewegung
- Autonome Körpersignale (Atmung, Blutdruck, Pupillen usw.)
- Viszerales Verhalten

Der *Ablauf* ist meistens so:
Sinneswahrnehmung – Leibesempfindung – Gefühl - Gedanke – Leibesempfindung – Koppelung von Gefühl und Gedanke.

Die Reihenfolge ist aber nicht zwingend.

Wenn man sich das Kontinuum von einer potentiellen Gefahr bis hin zur Langzeitwirkung der Traumatisierung anschaut, kann man für jedes Stadium bestimmte Charakteristika feststellen:

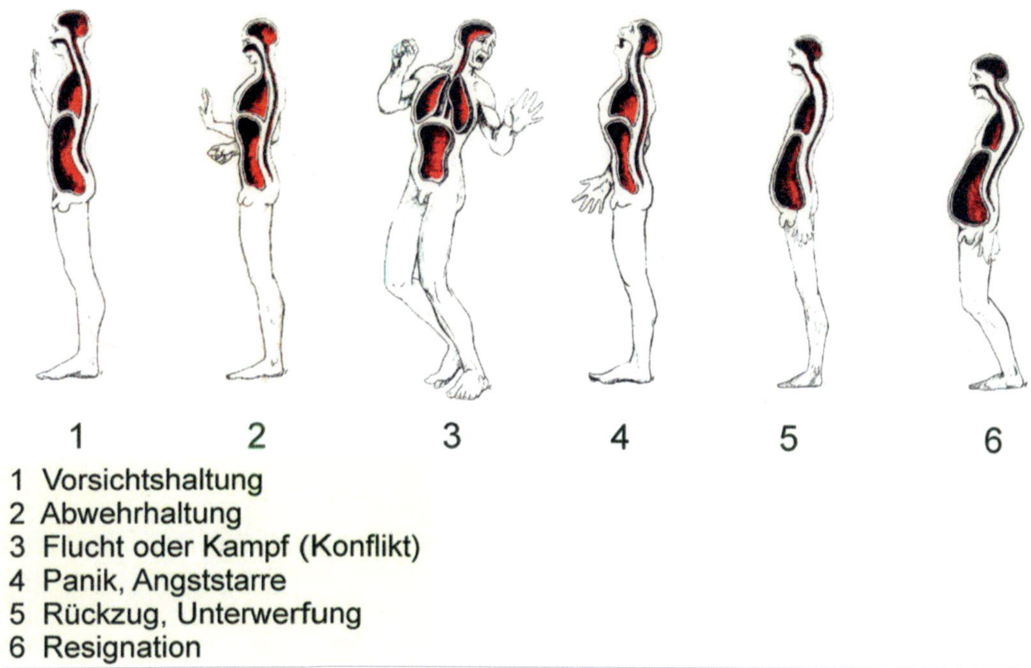

1 Vorsichtshaltung

- Haltung: Habachtstellung
- Tonus: hypertroph
- Zwerchfellstellung: hoch
- Viszeraler Raum: etwas komprimiert
- Atem: einatemfixiert
- Grenzen der Person: normal
- Verhalten: orientiert, vorsichtig, wachsam

2 Abwehrhaltung

- Haltung: sich vom Boden her aufrichtend
- Tonus: hypertroph
- Zwerchfellstellung: hoch
- Viszeraler Raum: komprimiert
- Atem: einatemfixiert

- Grenzen der Person: überbegrenzt
- Verhalten: Abstand nehmend

3 Konflikt: Flucht oder Kampf

- Haltung: Überstreckung
- Tonus: hypertroph
- Zwerchfellstellung: hoch
- Viszeraler Raum: komprimiert, Eingeweide hochgezogen
- Atem: einatemfixiert
- Grenzen: überbegrenzt
- Verhalten: Rückzug oder Angriff

4 Panik, Angststarre

- Haltung: komprimiert, Knie durchgedrückt
- Tonus: hypertroph
- Zwerchfellstellung: hoch oder tief
- Viszeraler Raum: komprimiert, Eingeweide hochgezogen
- Atem: einatemfixiert
- Grenzen: überbegrenzt
- Verhalten: Panik, Kontaktlosigkeit, sich tot stellen

5 Rückzug, Unterwerfung

- Haltung: Schrumpfung, Brust sinkt
- Tonus: hypotroph
- Zwerchfellstellung: tief
- Viszeraler Raum: ausgedehnt, Eingeweide abgesenkt
- Atem: ausatemfixiert
- Grenzen: unterbegrenzt
- Verhalten: Rückzug, Unterwerfung

6 Resignation

- Haltung: Kollaps, gebeugte Knie
- Tonus: hypotroph
- Zwerchfellstellung: tief
- Viszeraler Raum: ausgedehnt, Eingeweide erschlafft, kaum Peristaltik
- Atem: ausatemfixiert
- Grenzen: unterbegrenzt
- Verhalten: Zusammenbruch, Resignation

2. Das Verhalten des vegetativen Nervensystems

Das traumatische Geschehen stellt eine extreme Form der Vorgänge dar, die sich im Autonomen Nervensystem bei Stress ereignen (siehe S.149 ff). Es entsteht eine progressive Steigerung von Stressakumulation, und zwar in drei Etappen:

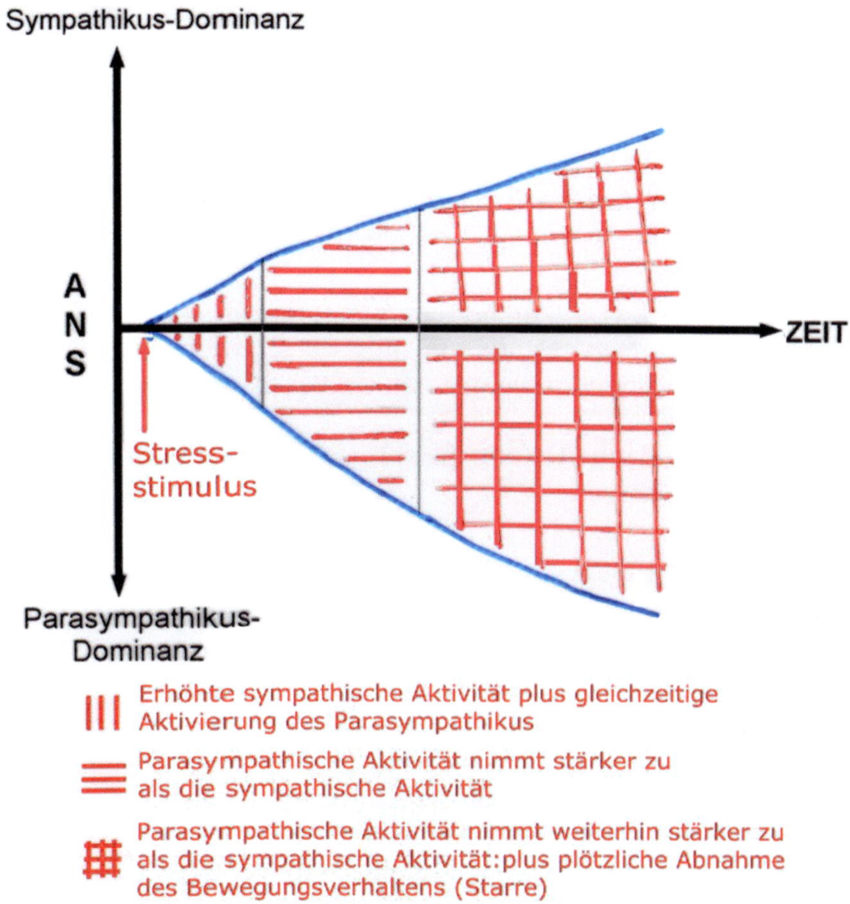

Die enorme Steigerung der Aktivität des Parasympathikus während einer Erstarrungsphase (Stasis) erklärt sich dadurch, dass der Organismus mit der enormen Energie nicht fertig wird, da die Mobilisierung behindert ist.

3. Kennzeichen eines Zustands akuter Traumatisierung

Gewebe

- Extreme Hypo- oder Hypermobilität der Bänder und Faszien sowie um Gelenke
- Muskulatur: extreme *hypo*tone wachsartige Flexibilität (Glieder können wie Ton positioniert werden) oder extrem *hyper*tone Immobilität von Beugern und Streckern

Vegetativum

- Schüttellähmungsartiges Zittern und Fröstelschauer
- Kiefervibrationen (Zähneklappern)
- Puls abnorm schnell und schwach
- Sehr große oder sehr kleine Pupillen, hervortretende Augäpfel
- Zittern der Augenlider
- Erstarrter Blick (Die Person fixiert mit den Augen ohne zu erkennen) oder überwachsames Hin- und Herschauen
- Widersprüchliche Signale des ANS (z.B. kalte Hände, aber herabgesetzter Puls)
- Blässe, blaue Lippen, Kaltschweiß
- Schwindel, Übelkeit

Wahrnehmung, Ausdruck und Empfindung

Die oben beschriebene Dissoziierung (siehe S. 163) und die mangelnde Kongruenz der Erlebens-Komponenten äußern sich so:

- Die Bewegung erstarrt oder erschlafft
- Plötzliches Stimmversagen
- Hysterisches Lachen
- Überempfindlichkeit für schwache Stimuli, Unempfindlichkeit bei starken Stimuli (z.B. in der Reaktion auf Schmerz oder auf manuelle Interventionen des Praktizierenden).
- Gedächtnisverlust über das Ereignis oder Teile desselben
- Plötzlicher starker Schreck, Panik
- Abrupte Gemütsveränderung; abrupte Verhaltensänderung
- Gleichgewichts- und Orientierungsschwierigkeiten
- Gefühl, den Kopf nicht halten zu können
- Gefühl, dass der Körper auseinanderfällt

4. Kurzfristige, mittelfristige und langfristige Symptome

Es gibt Menschen, die traumatische Symptome selbstregulierend innerhalb von einem Jahr nach dem Ereignis verarbeiten. Sie bringen aus ihrer Biografie genügend psychische Widerstandsfähigkeit (Resilienz) mit. Laut einer Studie: 1/3 der Betroffenen. (*Kessler et al.*, 1995)

Für alle anderen Betroffenen gilt: Zwischen einem Trauma und dem Auftreten von Symptomen können 6 Wochen bis 18 Monate vergehen. Doch kann die Latenzperiode auch noch länger dauern. Ein zusätzliches Erlebnis kann der letzte Tropfen sein für einen Ausbruch von Symptomen.

Symptome, die unmittelbar oder zeitnah auftreten

- ungewöhnlich starke Erregungszustände
- Kontraktion
- Dissoziation (einschließlich Leugnen oder Herunterspielen)
- Gefühl der Hilflosigkeit
- ständiges Auf-der-Hut-Sein (Hypervigilanz)
- bedrängende Vorstellungen
- extreme Empfindlichkeit gegenüber Licht und Geräuschen
- Hyperaktivität
- übertriebene Gefühls-Reaktionen (Emotionen) und Schreckreaktionen
- Alpträume und nächtliches Erschrecken
- abrupte Stimmungsschwankungen wie Wut- und Schamreak-tionen, die sich abwechseln können
- verringerte Stresstoleranz
- Schlafstörungen
- Manchmal Nierensenkung

Mittelfristig auftretende Symptome

- Panikanfälle, Angstzustände und Phobien
- geistige Leere oder das Gefühl, losgelöst über den Dingen zu schweben
- übertrieben starke Schreckreaktionen
- extreme Sensibilität gegenüber Licht und Geräuschen

- unverhältnismäßig starke Gefühls-Reaktionen (Emotionen) und Schreckreaktionen
- Vermeiden bestimmter Umstände (Vermeidungsverhalten)
- Generelle Angst vor Berührung oder vor der Berührung vom Trauma betroffener Körperteile.

  Wenn Klientinnen mit Vergewaltigungserfahrung die manuelle Arbeit am Becken zulassen, ist dies kein Beweis dafür, dass das Trauma aufgearbeitet ist. Denn die erste Stufe des Missbrauchs war das intime Berührtwerden, die zweite Stufe ist oft oral, dann erst als dritte Stufe die Penetration. Zum Zeitpunkt der Penetration kann die Klientin aber bereits „aus dem Leib ausgestiegen" sein.
- Unbewusstes Aufsuchen gefährlicher Situationen
- häufiges Weinen
- Autoaggression oder Angstdepression aufgrund unterdrückter Wut
- übertrieben starke oder extrem verringerte sexuelle Aktivität
- Amnesie (Vergessen der Geschichte oder der damit verbundenen Gefühle) und Vergesslichkeit
- Unfähigkeit zu lieben, andere Menschen zu umsorgen oder dauerhafte Beziehungen zu entwickeln
- Angst vor dem Tod, vor dem Verrücktwerden oder davor, nur kurz zu leben

Langfristig auftretende Symptome

- Strukturelle Veränderungen in Form eingefrorener Gesten wie sich wegdrehen von Rumpf und/oder Kopf
- exzessive Scheu
- mehr oder weniger starke Einschränkung der emotionalen Reaktionsfähigkeit
- Unfähigkeit, Verpflichtungen einzugehen
- chronische Müdigkeit oder allgemeine Mattigkeit
- Störungen des Immunsystems und endokrine Störungen wie Über- oder Unterfunktion der Schilddrüse
- psychosomatische Krankheiten (bes. Kopfschmerzen, Hals- und Rückenprobleme, Asthma, Störungen des Verdauungssystems, Darmkrämpfe, starke prämenstruelle Störungen, Fibromyalgie)

- Wenn ein Mensch sich immer am selben Körperteil verletzt, oder Symptome sich jedes Jahr um dieselbe Zeit einstellen, kann dies auf ein traumatisches Erlebnis hindeuten.
- Depressionen, Angst vor drohendem Unheil
- Gefühle der Entfremdung und Isolation
- verringertes Interesse am Leben
- Angst vor dem Tod, vor dem Verrücktwerden oder davor, nur kurz zu leben
- Gefühle der Hilflosigkeit und dementsprechende Verhaltensweisen
- Grenzprobleme (bei Missbrauchsopfern): Sie sehen andere als Teil von sich (rufen ständig an; marschieren durch die Räume anderer, als seien sie dort zu Hause; wollen sich um den Therapeuten kümmern oder sehen sich als Teil des Therapeuten.
- Introjektion von Impulsen, Gefühlen und Gedanken eines Täters. Dies führt zum Verstehen des Täters, zu Schuldgefühlen und nicht selten dazu, selber Täter zu werden.
- niedrige Stresstoleranz und verringerte Fähigkeit, Pläne zu entwickeln.

5. Potentiell traumatisierende Ereignisse und Prozesse

- Rund um Schwangerschaft und Geburt
  - Intrauterine Vergiftung
  - Sauerstoff-Mangel
  - Rapide Dekompression bei Kaiserschnitt
- Physische Traumata
  - Verletzungen (besonders mit Blutverlust), Unfall
  - Operationen
  - Sturz (besonders von großen Höhen mit schneller Geschwindigkeit)
  - Sauerstoffmangel (Ertrinken, Ätherbetäubung)
  - Physischer Angriff durch Menschen oder Tiere
  - Selbstverstümmelung
  - Folter
- Sexuelle Übergriffe
  - Beschneidung
  - Vergewaltigung
  - Inzest
- Seelische Notsituationen
  - Verlust oder Tod eines geliebten Menschen
  - Mobbing, Stalking, Verbitterung
  - Konzentrationslager und Gefängnis
- Krankheiten und Krankenhaus
  - Krankheit (besonders mit hohem Fieber)
  - Krankenhausaufenthalt (Immobilisation, Trennung, Tod usw.)
- Einwirkung äußerer Gifte
  - Ätherbetäubung
  - Vergiftung
- Lebensgefahr durch äußere Bedrohung
  - Angriff durch Tiere, Räuber usw.

  - Zeuge eines Horror-Szenarios werden
  - Kriegsereignisse (Bombenangriff, Explosionen, Feuer usw.)
- Naturereignisse
  - Naturkatastrophe: Erdbeben, Feuer, Vulkanausbruch, Überschwemmung, Sturm
- Unvollendete biologische und seelische Prozesse:
  - Kaiserschnitt-Geburt (die mit der vaginalen Geburt verbundene erste ausgedehnte Stimulation des Leibes fehlt)
  - Abtreibung
  - Todesart (Furcht, Nicht-Akzeptieren, ungelöste „negative" Gefühle, Sterben ohne Unterstützung, Sterben ohne Abschied von nahestehenden Menschen, Hoffnungslosigkeit)

Was häufig übersehen wird: Es gibt nicht nur individuelle Traumata, sondern auch die einer Gruppe, eines Volkes, einer Religionsgemeinschaft, einer Kultur usw.

Eine Traumatisierung tritt nicht zwangsläufig auf. Es kommt nicht selten vor, dass Menschen ein traumatisierendes Erlebnis relativ unbeschadet überstehen. Beispiele: Wenn jemand in der entsprechenden Situation etwas tun konnte (anderen helfen, eine Befreiungsaktion starten etc.) und/oder sich jedes Detail der Situation merkte (auch wenn er es durch Amnesie wieder vergisst).

Die Erinnerung an ein Trauma ist nicht immer die wahre Geschichte. Denn es können Umdeutungen eines Erlebnisses stattfinden (z.B. wird aus einer medizinischen Zwangsprozedur eine sexuelle Vergewaltigung). Oder Fragmente verschiedener Traumata (sensorische oder Gefühlserinnerungen) werden zu einer neuen Geschichte geformt. Hinzu kommt, dass traumatisierte Menschen durch Suggestionen manipulierbar sind, was nicht selten geschieht durch den Übereifer mancher Medien, Therapeuten und Erzieher.

6. Praxis

6.1 Ziele und Hilfsmittel

Eine signifikante Anzahl von Menschen, die zur Strukturellen Integration kommen, haben irgendwann in ihrem Leben traumatische Erfahrungen gemacht.

Es kann sein, dass eine traumatische Vorbelastung der Klientin nicht explizit zur Sprache kommt. Deshalb ist es wichtig, dass der Praktizierende die Fähigkeit besitzt, eine solche Vorbelastung zu erkennen.

Denn es kann vorkommen, dass während einer Sitzung ein Trauma hochgetriggert wird. Dann ist es erforderlich, damit adäquat umzugehen.

Wenn man weiß oder vermutet, dass ein Mensch durch Unfall, Missbrauch o.ä. (möglicherweise) traumatisiert worden ist, kann man gegebenenfalls durch bestimmte Interventionen mögliche Probleme vermeiden.

Strukturelle Integration ist keine Trauma-Therapie. Aber ein Praktizierender kann Elemente der Trauma-Therapie einsetzen, um zumindest in gewissem Umfang zu einer Heilung beizutragen.

Allgemein gesprochen kann man dabei als Ziele umreißen:

- Furcht und Immobilität entkoppeln
- Reassoziierung der Erlebniskomponenten
- Identifizierung und Vollendung vormals behinderter defensiver und orientierender Reaktionen.

Um diese Ziele zu erreichen, gibt es verschiedene Mittel:

- Präsenz

  Wenn eine Klientin posttraumatische Symptome zeigt, gilt es, mit ihr da zu sein. Selbst, wenn der Praktizierende unsicher ist, wie er mit der Situation umgehen soll, sind die empathische Aufmerksamkeit und das Vermitteln der Botschaft *Ich bin bei dir, du bist nicht allein* nicht zu unterschätzende Hilfen.

- Integration

  Während des ganzen Prozesses struktureller Integration mit dem Betroffenen steht die Integration im Vordergrund. Integration durch aktive Bewegungsbeteiligung, spezielle Techniken wie Tracking (siehe Handbuch 1), Becken-Lift usw. Auch der Transfer in den Alltag gehört dazu.

- Wahrnehmungsförderung

  Beim Betroffenen die Wahrnehmung des eigenen Leibes und des Raums impulsieren. Denn häufig ist das Körperimage gestört oder die Wahrnehmung des Körpers ist vom Ich abgespalten.

- Grenzen setzen und einhalten

  Traumatisierte Menschen haben oft ein vermindertes Gespür für eigene Grenzen und die Grenzen anderer. Daher ist es angezeigt, dem Klienten ein Gefühl für und die Einhaltung von Grenzen vermitteln. Das bedeutet: dem Klienten gegebenenfalls Grenzen setzen, klare Vereinbarungen treffen, als Praktizierender bei der manuellen Arbeit nicht mit dem Klienten verschmelzen.

- Die Arbeit mit dem vegetativen Nervensystem (siehe S. 148 ff.)
- Die Methode des *Somatic Experiencing* nach *Dr. Peter Levine* [Abb. 8.1]

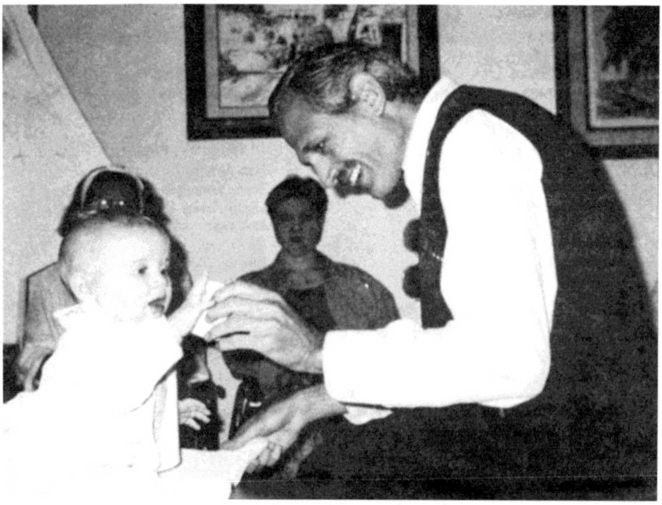

Abb. 8.1 *Dr.Peter Levine*

Sie eignet sich für die Strukturelle Integration besonders gut, weil sie sehr leibbezogen vorgeht, indem sie viel mit dem Vegetativum arbeitet. Auftretende Gefühle oder Gedanken werden immer wieder angebunden werden in leibliche Wahrnehmungen.

Manchmal kommt man ohne ein *bewusstes* Erinnern und Umgehen mit Gefühlen und Gedanken aus. Denn wenn die Reassoziierung auf der vegetativen Ebene gelingt, überträgt sich das nicht selten auf die anderen Ebenen.

Im Folgenden werden nacheinander zentrale Instrumente des Somatic Experiencing vorgestellt. Diese sind miteinander verknüpft, aber aus didaktischen Gründen werden sie separat vorgestellt.

6.1.1 Aufmerksame Wahrnehmung

- Stets auf Kennzeichen achten, die den momentanen Zustand des autonomen Nervensystems widerspiegeln. (Seite xxx)
- Man sollte vertraut sein mit Symptomen, die auf eine Traumageschichte hindeuten.
- Schon beim Erstgespräch mit Klienten sollte man dessen Ressourcen ermitteln. Das können Körpergegenden sein, die der Klient als schön, fähig oder positiv-vertraut empfindet. Es kann alles sein, was dem Klienten Sicherheit gibt, also persönliche Fähigkeiten, Landschaften, hilfreiche Menschen, Bäume, Engel, Tiere usw. Es können auch positive Erfahrungen, Freude machende Tätigkeiten oder Erlebnisse sein.
- Jeder Mensch besitzt eine Präferenz für einen oder mehrere Wahrnehmungs- und Kommunikationskanäle (siehe S. 100 ff.). Diese zu ermitteln und sich von Beginn an darauf einzustellen, ist nützlich
- Man sollte Zeichen für die Vollendung eines vegetativen Zyklus von Anspannung und Entspannung kennen und wahrnehmen. (sieh S. xxx)

6.1.2 Focusing

Focusing, eine Methode von *Gene Gendlin*, ist ein Prozess, in dem man mit etwas umgeht, das man im Leib spürt, ohne schon zu wissen, was es ist. Oder anders ausgedrückt: Beim Focusing erforscht man Leibesempfindungen wie z.B. einen Schmerz und die physischen Manifestationen von Gefühlen und Gedanken.

Durch die dabei aufgewendete Aufmerksamkeit beginnen sich diese Manifestationen zu verändern und ihren tieferen Sinn (felt sense) zu offenbaren. Dies kann Leibesempfindungen und psycho-somatische Blockierungen auflösen oder zumindest einen Schritt in diese Richtung bedeuten.

Das Erforschen wird impulsiert durch Fragen an das gegenwärtig Empfundene.

Diese Fragen verfolgen mehrere Ziele

1. Klärung, wie die Klientin was erlebt (Beispiel: *Wie weißt du, dass du ärgerlich bist?*) Sie antwortet entweder mit einem Gedanken (*Ich bin ärgerlich, weil sie mich zu Unrecht beschuldigt hat*) oder mit einem Körpergefühl (*Meine Hände verkrampfen sich*.).
2. Kontaktaufnahme mit dem Erleben und Vertiefung desselben (Beispiele: *Wie erlebst du das körperlich? Was ist das Schlimmste an ...?*).
3. Weiterführen des Erlebens (Beispiel: *Bleib dabei. Was passiert dann?*).
4. Einen Wechsel zwischen den Ebenen des Erlebens (siehe S. 164) ermöglichen. Beispiel: *Gibt es zu dem Gefühl ein Bild?* Ein anderes Beispiel: Klienten, die einseitig den Erlebensmodus der Gedanken benutzen - etwa durch einen Glaubenssatz - auf die Gefühlsebene bringen. *Welches Gefühl ist mit diesem Gedanken verbunden?* Und danach fragen, wo das Gefühl im Körper sitzt usw.
5. Wahrnehmen einer Veränderung des zuvor Wahrgenommenen: *Achte darauf, was geschieht, wenn du beginnst, ... wahrzunehmen und anhaltend beobachtest*.

Methode und Procedere der Fragen

- Zwischen den Fragen jeweils einen Augenblick schweigend vergehen lassen.
- Fragen vermeiden, die zu sehr ins traumatische Zentrum zielen.
- Geschehnisse sehr langsam, mit allen Stationen, erzählen lassen.
- Fragen vermeiden, die Scham- und Schuldgefühle aktivieren oder auf die Identifikation beteiligter Personen zielen. Beispiel Sexualattacke: Statt zu fragen *Was tut er dir dann an?* oder *Was fühlst du, wenn er auf dich zukommt?* lieber fragen *Was tut er dann?* oder *Was geschieht dann?*

- Wenn man die falschen Fragen stellt, kann man bei der Person sofort Konfusion sehen.
- Möglichst viele Verben statt Substantive verwenden.
- Nach dem Was zu fragen ist oft effektiver als nach dem Wie zu fragen. Beispiele: *Was erlebst du gerade? Was nimmst du gerade wahr? Was fühlst du? Nach was fühlt sich das an? Nach was sieht das aus? Nach hört sich das an?*
- Während der Klient in sich hineinspürt, sollte er den Praktizierenden nicht anschauen.
- Wenn der Klient schläfrig wird oder scheinbar atemlos, kann verbales Folgen gut sein, um die Aufmerksamkeit des Klienten zu differenzieren: *Wenn du schläfrig wirst, wenn du in diesen tiefen Zustand gehst, nimmst du möglicherweise verschiedene Dinge wahr: Gedanken, Leibesempfindungen, Gefühle oder etwas anderes oder gar nichts. Was ist es, das du wahrnimmst?*
- Wenn eine Klientin das Gefühl hat, in ihrem Prozess stecken-zubleiben, fragen*: Wie fühlt sich das für dich an? Wo in deinem Körper spürst du das? Wie fühlt es sich an (Größe, Farbe, Gewicht usw.?*
- Wenn die Person von einem Objekt der Aufmerksamkeit zum nächsten springt: *Bleib noch eine Weile bei … Was bemerkst du noch daran?* Gegebenenfalls Mikrobewegungen im Nacken initiieren.
- Falls der Klient auf eine anfänglich gestellte Frage danach, was gerade passiert sei, antwortet: *Nichts*, kann es natürlich sein, dass er selbst feinere Signale seines Autonomen Nervensystems nicht mitbekommen hat.

  Eventuell liegt aber auch eine Verdrängung vor. In dem Fall die Person auffordern, folgenden Satz zu wiederholen und darauf zu achten, was er auslöst: *Da ist nichts geschehen, es ist nicht wirklich passiert.* Vielleicht wird der Klient dann verwirrt reagieren (Dissoziation). In dem Fall fragen: *Wie erlebst du die Verwirrung?* Die Antworten können unterschiedlich ausfallen: z.B. *Meine Hände zittern.* Oder *Es ist, als ob ich nicht ich selber wäre*. In diesem Fall eines Anzeichens von Dissoziation den Klienten durch entsprechende Fragen anleiten, zu beobachten, wie sich dieser Zustand anfühlt. Durch diesen Prozess wird eine Reassoziation eingeleitet.

Ein Beispiel für Fragen, die der Fokussierung, Vertiefung und Verknüpfung des Erlebens dienen

Eingangsfrage: *Was erlebst du gerade? Was nimmst du gerade wahr? Was fühlst du?*

Der Klient äußert Angst, Verwirrung, Wut, Freude oder ein anderes Gefühl.

Frage: *Wie weißt du, dass du wütend/verwirrt/.... bist? Wo im Körper spürst du das? Als was spürst du das im Bauch, in den Beinen,... ?*

Der Klient beschreibt eine Form, z.B. Klumpen, Feuer, Stein usw. oder eine Empfindung, z.B. Ziehen, Brennen, Bedrückung usw.

Daraus ergeben sich weitere Fragen, die diese Form bzw. Empfindung betreffen: *Wie groß, welche Form, welche Farbe, welche Konsistenz, welcher Geruch, welcher Ton?*

Nachdem der Klient seine körperlichen Manifestationen des Gefühls soweit erforscht hat, stellt sich die Frage nach möglichen Veränderungen derselben: *Und wenn du spürst, dass..., was erfährst du als nächstes? Was spürst du nun? Was passiert jetzt? Was erlebst du jetzt?* Die Einleitung dieser Frage *(Und wenn du spürst/siehst/hörst usw.)* ist wichtig.

Wenn nach negativen Bildern oder Leibessensationen eine Entspannung kommt, den Klienten fragen, wie und wo er das jetzt spürt. Das eintretende positive Erleben kann der Klient dann in andere Körpergegenden übergehen lassen.

Es ist gut möglich, dass die Metamorphose des Bildes, der Empfindung bereits eine (vorläufige) heilende Wirkung, eine Lösung im Inneren des Klienten abbildet.

Falls nicht, kann der Prozess mit anderen Fragen weitergeführt werden. *Beispielsweise: Welche Stimmung vermittelt die Farbe, die Form etc.? (*Man wechselt die Ebene des Wahrnehmens*)* oder *Gibt es dort noch etwas anderes? (*Man tastet nach weiteren Elementen eines Ereignisses*).*

Fragen und Impulse, die sich auf verschiedene Erlebnisebenen beziehen

1. Physische Sensationen
   - Wenn irgendwo eine Verspannung auftritt: *Stell dir vor, wie sich die Schulter o.a. bewegen möchte. Lass es geschehen.*
   - Wenn der Klient sagt, der Körper sei abgestorben oder hässlich oder schmutzig: Fragen, ob es einen Teil gibt, der noch etwas

lebendig bzw. schön oder kompetent ist. Auf diesen Teil soll sich der Klient konzentrieren.

- Wenn er einen Teil des Körpers nicht spüren kann: *Was geschieht, wenn du das Becken o.ä. nicht spüren kannst?*

2. Sinneswahrnehmungen
   - *Nach was sieht das aus? Nach hört sich das an?*
   - *Ist es nah, fern, laut, leise, intensiv, schwach?*
   - Wenn die Klientin einen Impuls zur Flucht äußert, kann sie sich das vorstellen (*Wo rennst du hin?, Wie sieht es dort aus?*).
   - *Welche Stimmung vermittelt dir der Geruch, das Bild, was du hörst, was du schmeckst? Wo im Körper kannst du diese Stimmung spüren? Wie fühlt es sich an (Größe, Farbe, Gewicht usw.)?*
3. Verhalten (Bewegungen, Körpersprache)
   - *Ich beobachte dass.... Und ich frage mich, ob...*
   - *Was würden deine Tränen sagen, wenn sie sprechen könnten?*
   - Subtile Orientierungs- und Verteidigungsbewegungen sowie Motilitätsbewegungen verstärken lassen: *Lass die Bewegung sich entwickeln. Gehe dieser Bewegung nach, spüre sie. Und wenn du dann wieder aus der Bewegung hinausgehst, nimm wahr, was geschieht.* Oder: *Lass deinen Körper die Dinge tun, die er tun will. So ist es gut.*
4. Gefühle
   - Die Aufmerksamkeit der Klientin auf ihre Leibesempfindungen lenken. *Wo spürst du das schlechte Gefühl? Wie fühlt es sich in deinem Bauch....an?* Nach Ort, Größe, Farbe, Gewicht und weitere Charakteristika des Unbehagens fragen.
   - Nach dem Alter (*Wie alt fühlt sich die Wut an?)* und den Umständen fragen.
5. Gedanken
   - Gedanken des Klienten verbal spiegeln, indem man sie wiederholt. Wichtig ist es, dass die Wiederholung so formuliert ist, dass es sich um eine freilassende Interpretation durch den Praktizierenden handelt. Wenn der Klient z.B. sagt, er könne es niemandem recht machen, das Gesagte in dieser Form wiederholen: *Und du denkst, dass du es niemandem recht machen kannst.*

- Wenn die Klientin sagt *Ich habe das Gefühl mich starr machen zu müssen* o.ä., so ist das ein Gedanke, kein Gefühl. In der Wiederholung des Satzes muss sich wiederspiegeln, dass es sich um einen Gedanken handelt: *Du hast also den Gedanken, dass du dich starr machen müsstest.* Diese Wiederholung verknüpfen mit der Aufforderung: *Probiere aus, ob es stimmt*.
- Bei Glaubenssätzen des Klienten diesen für ihn formulieren und ihn auffordern diesen Satz nachzusprechen. Verbunden mit der Frage: *Was löst er in dir aus?*
- Sonden geben, wenn der Klient gefühlsmäßig in bestimmten Grundüberzeugungen gefangen ist. Die Sonde besteht in einer Formulierung, die das genaue Gegenteil von dem aussagt, was der Klient formuliert. Eingeleitet wird die Sonde durch den Satz *Wie fühlt sich das an für dich, wenn du sagst:* ... Die Sonde kann den Glaubenssatz und das Festhalten daran deutlicher werden lassen.

  Beispiele: Der Klient sagt: *Ich bin nicht willkommen.* Sonde: *Wie fühlt sich das an für dich, wenn ich sage: Wir freuen uns, dass du da bist, du gehörst zu uns*? Oder der Klient sagt *Ich schaffe es allein, ich brauche niemanden*. Sonde: *Wie fühlt sich das an für dich, wenn du sagst: Ich fühle mich hilflos, ich brauche Unterstützung*? Oder der Klient sagt: *Ich muss immer besser werden.* Sonde: *Wie fühlt sich das an für dich, wenn du sagst: Ich mag mich so, wie ich bin*?
- Wenn der Gedanke eher vom Körpergefühl oder anderen Wahrnehmungen ablenkt: *Vergiss für einen Moment den Gedanken, bleib bei deinem Körpergefühl bzw. deinem Gefühl.*

6.1.3 Titrieren

Ein zentrales Element des Somatic Experiencing ist das *Titrieren*. Der Begriff kommt aus der Chemie: Wenn bestimmte Substanzen unvermittelt miteinander verbunden werden, kommt es zur Explosion. Werden sie jedoch auf eine bestimmte Art und in kleinen Schritten verbunden, so kann dies vermieden werden. Die letztere Vorgehensweise wird Titrieren genannt.

In Bezug auf die Arbeit mit Trauma bedeutet das:

Die psycho-physische Identifikation mit der Immobilität (Starre) soll umgewandelt werden in eine Identifikation mit Flucht- oder

Siegmöglichkeiten. Diese Umwandlung setzt voraus, dass es gelingt, die Starre-Reaktion von der Furcht-Aktivierung abzukoppeln. Dies geschieht durch das Identifizieren von Ressourcen, die eine Klientin hat. Es können dies innere und äußere Ressourcen sein. Sie geben ihr die nötige Sicherheit.

Zu den innere Ressourcen gehört alles, was eine innere Resilienz gibt: Das können als positiv empfundene physische Selbstwahrnehmungen sein, es können kräftigende seelische Eigenschaften sein, ein guter Instinkt sowie positive Erfahrungen aller Art mit sich selber.

Zu den äußeren Ressourcen gehört alles, was eine Sicherheit von außen gibt: Das kann eine Landschaft oder ein Baum/Fels darin sein, das können andere Menschen sein, ein Talisman oder Stofftier, ein Engel oder schöne Erlebnisse sein.

Anstatt der direkten Konfrontation mit dem Traumaerleben wird ein Prozess begonnen, in dem die Klientin – angeleitet und unterstützt von der Praktizierenden – zwischen den Ressourcen und einer schrittweisen Annäherung an das Trauma hin- und herpendelt. [Abb. 8.2]

Der Klient wird durch Fragen angeleitet, Phänomene seines Erlebens zu beobachten (siehe den Abschnitt über Focusing auf S.176 ff.). Phänomene/Ebenen in diesem Sinn können Sinneswahrnehmungen, Leibesempfindungen, Gefühle, Gedanken und Bedeutungen (auch in symbolartiger Form) sein.

Bei den Fragen ist es hilfreich, die Ebenen des Öfteren zu wechseln. Lediglich vor dem Nullpunkt des traumatischen Erlebens [Abb. 8.3] sollte die Erlebensebene nicht gewechselt werden. Grundlegend ist die Ebene der Leibesempfindungen, in denen sich die anderen Ebenen physisch spürbar manifestieren. Dem Klienten Zeit für seine Antworten lassen, die jeweils ermutigend bestätigt werden (*Aha. Gut. Ja*). Auch durch Wiederholen der Antwort (*Ja, es ist eng im Brustkorb*). Wiederholungen müssen präzise und freilassend sein. Die autonomen Reaktionen sollte man während des Titrierens stets im Blick behalten.

Um beim Titrieren eine Retraumatisierung zu verhindern, werden in diesem Ablauf bei jedem Anzeichen einer Immobilisierungs-Reaktion die Ressourcen aktiviert. Dadurch können während des Titrierens die Ressourcen der Person expandieren. Mit den gestärkten Ressourcen kann die Person sich erneut in die Konfrontation mit dem traumatisierenden Ereignis begeben.

Eine Ressource kann etwa der Umstand sein, dass die Person früher einmal erfolgreich vor etwas fortgerannt ist, ihre Beine haben sie weggetragen. Diese Ressource kann man jetzt aktuell einsetzen: *Und wenn du jetzt Stärke in den Beinen spürst, möchte ich, dass du dich daran erinnerst, wie du damals gerannt und entkommen bist.*

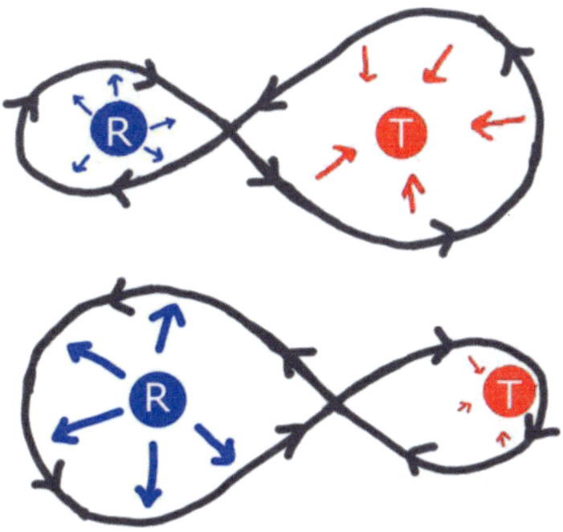

Abb. 8.2 *Titrieren durch Pendeln zwischen Ressourcen (R) und Wiedererleben des Traumas (T).; Oben: Anfänglicher Zyklus Unten: späterer Zyklus*

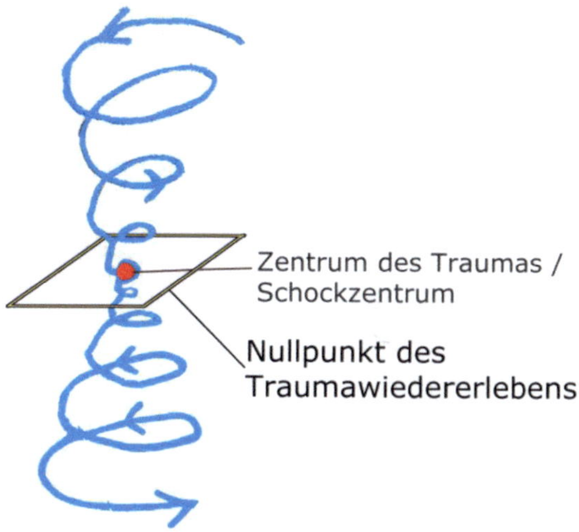

Abb. 8.3 *Darstellung eines Zyklus in Form einer wirbelartigen Bewegung*

Die Klientin nähert sich bei dieser Pendelbewegung dem Kern des Traumas soweit, wie seine momentanen Ressourcen es erlauben.[Abb. 8.2 und 8.3] Wenn beim Titriervorgang ein Kontakt mit dem Trauma zu überwältigend ist, pendelt man wieder zu den Ressourcen: Beispiel: *Gehe wieder zurück in die Gegend, in der du dich wohl/friedvoll o.ä. gefühlt hast.* Und später: *Geh mit deiner Wahrnehmung an den Rand der schmerzvollen Gegend und beobachte sie aus der Entfernung.* Also hin und her gehen in der Wahrnehmung. Schreck- und Immobilisierungstendenzen bei der Annäherung an das Trauma nehmen auf diese Weise ab.

Es handelt sich um einen Prozess der meist eine ganze Reihe solcher Zyklen umfasst. Bei jedem Zyklus tritt eine neue, tiefere Schicht von physischen Reaktionen oder Gefühlen oder Bedeutungsfindungen zutage.

Jeder Zyklus soll mit einer Vervollständigung enden. Auf der Ebene des Autonomen Nervensystems heißt dies, dass eine Balance zwischen Sympathikus und Parasympathikus (wieder)hergestellt wird. Anzeichen dafür sind: ein tiefer, entspannter Atemzug, Nachlassen des Zitterns oder Weinens, sich strecken, Lächeln, Herstellen eines Blickkontakts, Orientierungsreaktion. Weitere Zyklen können folgen.

Der Ablauf des Titrierens muss nicht der logischen Reihenfolge der traumatisierenden Ereignisse folgen.

Da beim traumatischen Geschehen eine Dissoziation alle Erlebens-Modalitäten treffen kann, geht es im Prozess auch darum, diese Ebenen wieder zu reassoziieren [Abb. 8.4], sie in einen für die Wahrnehmung des Klienten sinnvollen Zusammenhang zu bringen. Dies geschieht manches Mal von selbst. Ansonsten kann die weiter oben geschilderte Methode der Focusing-Fragen angewandt werden.

S = Sinneswahrnehmung
K = Körperempfindung
G = Gefühle
G = Gedanken
V = Verhalten

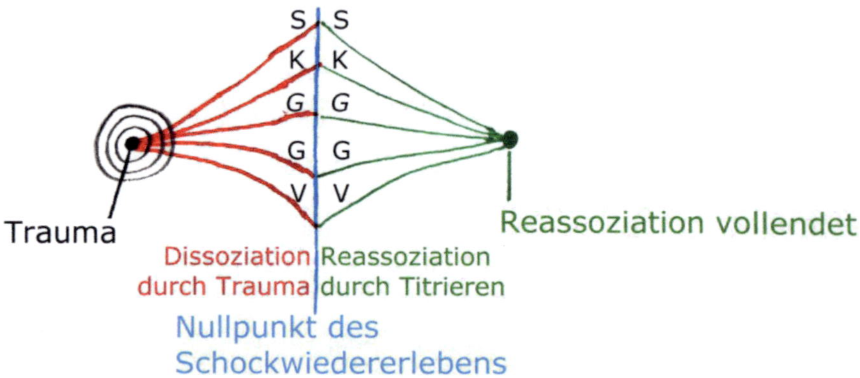

Abb. 8.4 *Reassoziierung der Erlebnisebenen*

6.1.4 Manuelle Interventionen

- Nicht mit der Person des Klienten verschmelzen.
- Bei manuellen Interventionen am Ende eines Striches usw. mit der Hand noch dableiben
- Wenn Muskeln traumatisch steif sind: tiefe, feste Stimulation.
- Wenn Muskeln sich wie Wachs anfühlen: leichte Stimulierung der Oberflächenfaszien (z.B. das Gewebe haltend abheben/zupfen)
- Unwinding der Faszien: Mit ganz leichtem Druck der Hände in die Traumagegend hineinspüren und auf Reaktionen warten (Pulsieren, Wachwerden, Entspannung, Motilität). Diesen Bewegungen folgen. Wenn keine Bewegung des Gewebes spürbar ist, die Wahrnehmung bis zu den Handrücken ausdehnen. Dort kann man die Bewegungen des Aurafeldes spüren.
- Das Containern, d.h. den Klienten mit beiden Händen „einhüllen", ist eine Maßnahme, die immer dann hilfreich ist, wenn der Klient sich schutzlos fühlt, einen Halt braucht oder wenn er kein Gefühl für seine Körpergrenzen hat. Man sollte dies vorher stets ankündigen (*Ich lege jetzt meine Hände.... Ist das o.k.?*). Wenn man bei der manuellen Arbeit beide Hände benutzt, hat dies auch einen Container-Charakter.
- Wenn die Klientin Handbewegungen macht, sucht sie möglicherweise Halt. Ihr also die Hand oder ein Kissen geben und sagen: *Schau, was deine Hand machen möchte*.
- Containern der Diaphragmen
- Fragen, in welcher Körpergegend die Klientin Unterstützung braucht und sie dort leicht halten.
- Leibesressourcen aktivieren: Sie sind dort, wo der Tonus von Haut und Muskulatur sowie die Temperatur normal sind. Dort die Hände nach vorheriger Ankündigung auflegen oder mit der Hand Unterstützung geben.
- Die Klientin Grenzen fühlen lassen:
  - Sie sitzt zusammengekauert mit dem Rücken an der Wand, die Arme um ihre Knie geschlungen. Während des Einatmens drückt sie sich gegen die Wand und gegen den Boden; während des Ausatmens lässt sie los.
  - Containern.

- Die Klientin drückt sanft mit Füßen oder Händen gegen den Widerstand der Hände des Praktizierenden oder gegen die Wand.

6.1.5 Verschiedenes

Der Klient ist desorientiert, benommen oder verwirrt, oder er gerät in Panik, oder er hat das Gefühl, seinen Kopf nicht halten zu können.

- Die Wahrnehmung des Klienten in das Hier und Jetzt bringen:
  - Ihn bitten, die Umgebung anzusehen und zu beschreiben, was er wahrnimmt.
  - ihn bitten, Augenkontakt mit der Praktizierenden aufzunehmen und zu beschreiben, was er sieht (*Welche Farbe haben meine Augen?* usw.).
- Dem Atmen der Person folgen, indem man ihren Unterarm umfasst, beim Einatmen sanft drückt, und beim Ausatmen den Druck wieder wegnimmt. Darauf achten, dass man weder mit dem eigenen Atmen das Atemmuster des Klienten zu beeinflussen versucht noch sich in seinem eigenen Muster dem Atemmuster des Klienten anpasst. Letzteres erzeugt Konfusion.
- Die Person in die Gegend zwischen den Schulterblättern atmen lassen. Das stärkt die Autonomie des Ich.
- Die Person in unterstützender Weise halten. Die Hände sollten die Botschaft übermitteln: du bist nicht allein. Den Klienten fragen, wo er die Unterstützung braucht oder schauen, wo man ihm eine Spannung abnehmen kann.
- Breite Striche im Übergang vom Nacken zum Rücken, während der Klient sitzt und guten Bodenkontakt mit seinen Füßen hat. Der Klient übt einen leichten Gegendruck vom Boden her gegen die Hände des Praktizierenden aus. Während der Manipulation beugt der Klient den Kopf langsam vor und richtet ihn wieder auf. Das hilft gegen Dissoziierungsempfindungen wie z.B. das Gefühl, den schweren Kopf kaum halten zu können.
- Beckenlift. Wenn das eher sympathische Reaktion hervorruft, am Nacken einen sympathischen Stimulus geben. Das löst den Umschwung in eine parasympathische Reaktion aus.
- Akupressurpunkt (small intestine 17) am M. Sternocleidomastoideus in der Höhe von C 2 direkt vor dem Processus transversus drücken.

- Erden, z.B. Tracking oder - nach Ankündigung – einen Fuß auf den Fuß der Klientin stellen.
- *Ich bin bei dir. Du bist nicht allein. Du brauchst nicht allein da durch.*
- Künstliches Vitamin C
- Ressourcen (Stärken, positiv erlebte Körperregionen, sichere Orte, angenehme Erlebnisse, Orte/Landschaften etc.) erinnern lassen, um diese dadurch zu mobilisieren.

Der Klient hat sich vom Leib dissoziiert

Ich spüre deine Energie – oder wie du es nennen magst – im Raum verstreut. Stell dir vor, du bringst deine Energie zurück in deinen Körper. Alles von dir kommt zurück in deinen Körper. Der Klient geht dann bis in die Gegend (meist Kehle oder Brust), wo der Block sitzt. Dann den Klienten auffordern: *Nun bring die Energie weiter in deine Brust ... Nun etwas tiefer ... in Bauch ... Stell dir vor, du bringst dich selbst nach innen, zwischen Bauchgrund und WS*. Wenn das gelingt, geht es automatisch in Beine, Füße und den ganzen Leib.

Immobilität, Erstarren

- Wenn der Klient in eine Starre fällt:
  - Ansprechen, erklären was ist (*Du hast dich extrem gefürchtet, in Panik. Das kann beim Menschen wie beim Tier zur Starre führen.*) Oder das Bild einer glühenden Kohle zur Vorstellung bringen, die sich ausbreitet mit ihrer Wärme und den Körper wärmt.
  - Der Klient drückt sanft gegen den Widerstand des Praktizierenden (Hände gegen Hände, Beine gegen Hände).
  - Leichtes Hautzupfen.
- Wenn sich bei einer Klientin der Zustand von Starre oder Dissoziation löst, kann es zu einer hohen Aktivierung des Körpers kommen (Drang sich zu bewegen, Zittern, Zähneklappern). Grund: die Aktivität des Parasympathikus, der im Starre-Zustand noch mehr aktiv ist als der ebenfalls aktive Sympathikus, nimmt rapide ab, so dass der Sympathikus *vorübergehend* dominant ist.
- Wenn die Klientin immobil ist und das äußert (z.B. *Ich fühle mich seit langem leblos)*: fragen: *Wie lange?* Und dann: *Was ist lang für dich?* Durch diesen Dialog geht die Person durch die Immobilität durch, wobei die Angst vor der Immobilität

abgekoppelt wird. Oder: *Ich möchte, dass du deine Beine ein kleines bisschen bewegst, eins nach dem anderen. Lass die Bewegung vom Inneren des Beins her kommen.*

Spontanes Zittern

Wenn die Klientin spontan zu zittern beginnt:

- sollte dies nicht unterbrochen werden: *Bleib eine Weile bei dem Zittern. Spüre es einfach. Es ist eine normale physiologische Reaktion.*
- Bei einem Zittern der Beine: Die Klientin soll in Rückenlage die Beine aufstellen und die Hüften anheben, damit das Zittern auf das Becken übergreifen kann. Die Klientin fragen: *Wie alt bist du?*

Negatives Körperimage (besonders bei Opfern sexuellen Missbrauchs)

- Wenn das Körperimage negativ ist (mein Körper ist unansehnlich, schmutzig usw.), was gerade bei Opfern sexuellen Missbrauchs der Fall ist: Für die folgende mögliche Herangehensweise an dieses Problem ist es wichtig, sich zu erinnern, dass manche Menschen sich eher visuell, andere eher auditiv, und wieder andere eher über Körpergefühle ausdrücken. Wenn der Klient sich eher fühlend erlebt, kann Selbstmassage helfen, sich anders zu spüren. Wenn er sich eher visuell erlebt, kann das langsame tastende Erspüren der eigenen Anatomie mit geschlossenen Augen neue, positivere oder realistische Bilder über den Körper hervorbringen. Diese Bilder können dann begleitet sein von angenehmen Leibesempfindungen. Auch der eher auditiv erlebende Mensch kann von beiden Vorgehensweisen profitieren, weil er neue Worte für seinen Körper findet.
- Hilfreich können auch indirekte Suggestionen (*Milton Erickson*) sein.

  Beispiel: Ein Mädchen mag seine zu langen Füße nicht. Die Praktizierende tritt – scheinbar unabsichtlich - auf ihre Zehen und sagt: *Wenn deine Füße lang genug wären, dass ein Mann sie sehen könnte, befände ich mich jetzt nicht in einer solchen Situation.*

  Eigenschaften einer solchen Intervention:

  - Es wird das abgewertet, was die Klientin gar nicht hat (zu kurze Füße).
  - Die Äußerung ist emotional (Vorwurf)

- Es wird bei einer Frau ausdrücklich auf die männliche Sichtweise Bezug genommen, bei einem Mann auf die weibliche Sichtweise.
- Drastische Ausdrucksweise (leichter Schock)
- Es werden bei der Klientin verschiedene Ebenen angesprochen (Glaubenssatz, somatische Schmerzwahrnehmung und Gefühl).

Akute Hyperventilation

- Der Klient soll *langsam* atmen.
- Der Klient soll in Seitenlage das Ausatmen verlängern.
- Eine Ballwurfbewegung machen lassen (*Dehne dich und atme durch die Bewegung hindurch*")
- Die Mm. Rhomboidei bearbeiten (in Bauchlage)
- im schlimmsten Fall soll der Klient mit vor den Mund gehaltener Plastiktüte atmen (reduziert die Sauerstoffzufuhr).

6. Selbsthilfeprogramm für traumatisierte Menschen

Anleitung

- Nach jedem Übungsschritt eine paar Tage Pause, um Verän-derungen feststellen zu können.
- Jede Übung kann mehrfach wiederholt werden. Man kann auch jederzeit zu vorherigen Übungen zurückkehren.
- Die Techniken sollen in den Alltag integriert werden.

Ablauf

I Vorbereitungsphasen: Arbeit mit Ressourcen

1. Körpergrenzen finden
   a) Den Boden, einen Stuhl etc. detailliert wahrnehmen/spüren.
   b) Eine halbe Stunde lang verschiedene Körperregionen detailliert sanft abtasten und ihre Verbundenheit spüren. Dazu sprechen: *Dies ist meine Hand, dies ist meine Schulter...*
   c) Wie bei b), aber jetzt mit Bezug auf die Muskeln, die man sanft drückt und wieder loslässt. Dazu sprechen: *Dieser Muskel hilft mir, ...zu tun* (z.B. mein Bein zu heben)

2. Erden und Zentrieren
   a) Stehend von den Fußgelenken her das Gleichgewicht nach allen Seiten verlagern und dies spüren. Immer wieder zur Mitte finden. Dabei den Boden wahrnehmen.
   b) Sitzend den Boden unter den Füßen als Unterstützung spüren. Dann die Hände an den Unterbauch legen und die Energie spüren, die vom Boden her aufsteigt.

3. Ressourcen bilden

   Auf einem Blatt Papier zwei Spalten bilden. In die linke Spalte innere Ressourcen eintragen (eine Körpergegend, die man an sich mag; was man an sich gut, tüchtig findet, die eigene Spiritualität, positive Glaubenssätze, Töne, Bilder, positive Erinnerungen oder solche die einem in der Vergangenheit aus einer schwierigen Situation herausgeholfen haben). Sich innere Ressourcen multi-sensorisch (Geruch, Geschmack, Sehen, Hören, kinästhetisch) in Erinnerung rufen. In die rechte Spalte äußere Ressourcen eintragen (ein Platz, an dem man sich gut und sicher fühlt, Partner, Geschwister, Kinder, Eltern, Freunde etc.)

II Die Kunst des Spürens

1. Kalt-lauwarme Massage-Dusche hilft, den Körper wieder mehr zu spüren.
2. Felt sense (die leiblich gespürte Bedeutung)

   Einen Gegenstand mit persönlicher Bedeutung vor sich legen oder stellen und ihn betrachten. Die eigenen Gefühle dazu wahrnehmen. Spüren, durch welche leiblichen Empfindungen man von diesen Gefühlen weiß. Dies detailliert erforschen. Die Leibesempfindung und das Gefühl dazu werden sich dabei verändern. Diesen Veränderungen folgen.
3. Das Spüren von Empfindungen, Gefühlen, Bildern und Gedanken.

   Vorgehen wie unter 1. beschrieben. Anhand von kleinen aufregenden Alltagsgeschichten (z.B. Portemonnaie verloren, die Suche danach).
4. Pendeln zwischen Gefühl und dazugehöriger physischer Empfindung
   a) Ein Erlebnis von heute oder gestern oder letzter Woche erinnern, in dem man das Gefühl hatte, ganz man selber zu sein. Dieses Gefühl im Leib spüren (felt sense). Zwischen dem Erlebnis und dem felt sense hin- und herpendeln.
   b) Dasselbe Vorgehen wie unter a) beschrieben. Jetzt aber anhand von eher negativen Erlebnissen.

III Aktivierung entladen

1. Kampf: natürliche Reaktion
   a) Man steht einem Partner gegenüber. Beide heben die Hände. Einer drückt mit den Händen gegen die Hände des anderen, der mit Druck reagiert. Sich dabei leiblich spüren. Partnerwechsel.
   b) Man steht mit einem Partner Rücken an Rücken. Beide üben mit ihrem Rücken Druck gegen den Rücken des anderen aus. Sich dabei leiblich spüren. Partnerwechsel.
2. Flucht: natürliche Reaktion
   a) Sitzend, mit einem Schaumstoffkissen unter den Füßen. Sich vorstellen, von einem Tier verfolgt zu werden. Auf

dem Kissen Laufbewegungen vollführen und dabei die Kraft in den Beinen spüren. Sich vorstellen, dass man zu einem sicheren Ort läuft. Dort ausruhen, spüren, kleine spontane Bewegungen zulassen.

b) Dasselbe wie unter a) beschrieben, jetzt aber mit der Vorstellung einer selbst erlebten bedrohlichen Situation, in der man nicht fliehen konnte.

3. Stärke und Spannkraft

   Sitzen. Sich an einen Zeitpunkt erinnern, zu dem man gefühlsmäßig zusammengebrochen ist. Den Kollaps schrittweise zulassen und im Leib spüren. Schließlich richtet man sich vom unteren Rücken/Becken her wieder auf. Die begleitenden Gefühle spüren.

4. Angst von der Erstarrungsreaktion abkoppeln

   Im Alltag in solchen Situationen, in denen man das Gefühl hat, stecken zu bleiben, zu erstarren, sich nicht bewegen zu können, mit geschlossenen Augen auf Leibesempfindungen konzentrieren, deren Eigenschaften erforschen und ihre allmähliche Veränderung aufmerksam wahrnehmen.

IV Vollendung – Rückkehr zum Gleichgewicht

1) Orientierung: Sich mit geöffneten Augen am Ende der Übung III 4. von der Wahrnehmung nach innen zur Wahrnehmung der Umgebung (Raum, Personen) übergehen. Genaue Wahrnehmung von Details.

2) Zur Ruhe kommen und integrieren
   a) Erdung (Übung I 2.)
   b) Sich selbst an verschiedenen Körpergegenden halten. Dabei die Beruhigung im Leib spüren und kleine spontane Bewegungen zulassen.

8. Trauma bei Kindern

Potentiell traumatisierende Ereignisse und Prozesse

- Sauerstoff-Mangel (Geburt, Ertrinken)
- Ätherbetäubung
- Rapide Dekompression bei Kaiserschnitt
- Intrauterine Vergiftung
- Vergiftung
- Angriff durch Tiere, andere Kinder oder Erwachsene
- Zeuge eines Horror-Szenarios
- Sexueller Missbrauch (siehe Infokasten auf S. 194)
- Naturkatastrophe (Erdbeben, Feuer usw.)
- Sturz (besonders von großen Höhen mit schneller Geschwindigkeit)
- Verletzungen (besonders mit Blutverlust)
- Operation
- Medizinische Behandlungsmaßnahmen (mit Gurten festgebunden sein, Narkose im verängstigten Zustand, unsensibles Verabreichen eines Klistiers oder entsprechendes Fiebermessern)
- Krankheit (besonders mit hohem Fieber)
- Krankenhausaufenthalt (Immobilisation, Trennung, Tod usw.)
- Verlust oder Tod eines geliebten Menschen
- Kaiserschnitt-Geburt: die ausgedehnte Stimulation des Körpers durch eine „normale" Geburt fehlt. Es handelt sich um unvollendete biologische und seelische Prozesse.

Informationen zum Thema sexueller Übergriffe

- 15% aller Mädchen erleben sexuellen Missbrauch in irgendeiner Form. Die Täter kommen meist aus dem familiären Umfeld. (*Studie der Uni Würzburg*)
- Ein hoher Prozentsatz aller Mädchen mit Essstörungen, oder die sich selbst verletzen/schneiden, wurden sexuell missbraucht.
- 6% aller Jungen erleben sexuellen Missbrauch. 33% der missbrauchten Jungen wurde durch die Mutter missbraucht. (*Studie der Uni Würzburg*)
  Dies ist ein tabuisiertes Thema. Gründe: Jungen offenbaren sich noch seltener als Mädchen, und der sexuelle Missbrauch durch Mütter ist ein Tabuthema. Außerdem ist der Missbrauch durch Frauen weniger aggressiv als der durch Männer. Zumal normales Mutterverhalten weniger deutlich abgrenzbar ist von eventuellen Fantasien und unbewussten Wünschen.
- Seelische Folgen
  - Scham und Schuldgefühle, die durch das Schweigen noch verstärkt werden können.
  - Depressionen und Süchte.
  - Später Probleme, eine Beziehung einzugehen.
  - Im Extremfall Hass auf Männer bzw. Frauen
  - Menschen, die als Kind missbraucht wurden, trauen auch noch als Erwachsene ihrer Wahrnehmung und ihren Gefühlen nicht, wenn ihnen nicht geglaubt wurde. Wenn Vater oder Mutter der Täter waren, kommt ein weiterer Grund für das Misstrauen in die eigene Wahrnehmung und in die eigenen Gefühle hinzu: sie haben Vater oder Mutter als zwei unterschiedliche Menschen wahrgenommen haben: gut *und* böse, reale Person *und* Traumgestalt.

Mögliche Anzeichen einer Traumatisierung

- Hartnäckige Kontrolle von Vorgängen
- Regression
- Unkontrollierte Wutanfälle
- Hyperaktivität

- Schreckhaftigkeit
- Wiederholte Alpträume oder wiederholtes nächtliches Aufwachen, um sich schlagen im Schlaf
- Bettnässen
- Vergesslichkeit, Konzentrationsunfähigkeit
- Streitsucht oder totaler Rückzug
- Ängstlichkeit
- Starke Anhänglichkeit
- Somatische Beschwerden unbekannten Ursprungs

Nur wenn mehrere Anzeichen vorhanden sind, deuten sie auf ein Trauma hin. Um herauszufinden, ob ein ungewöhnliches Verhalten des Kindes eine posttraumatische Reaktion ist, kann man die in Betracht kommende Episode erwähnen und das Verhalten des Kindes beobachten. Wenn das Kind mit starker Abneigung oder Erregung oder ängstlichem ununterbrochenen Reden reagiert, dann liegt die Vermutung eines erlittenen Traumas nahe.

Die Arbeit mit traumatisierten Kindern

- Wenn Kind im präverbalen Alter traumatische Erfahrung gemacht hat, bei der keine erfolgreiche Bewältigung der Situation zustande kam, kann die Lösung des traumatisierenden Ablaufs spielerisch nachgeholt werden.

  Wenn das Kind z.B. ins Wasser gefallen ist, könnte man das Spiel „Fallen lassen und auffangen" spielen, wobei der Fall sehr verlangsamt wird, sodass Integration geschehen kann. Schreck oder Angst sollten nicht länger als einen Moment dauern. Weil man in kleinen Schritten vorgeht, wird sich das Spiel mehrfach wiederholen. Das Kind bestimmt über die Geschwindigkeit des Spiels. Das Erleben des positiven Endes ist entscheidend. Falls das Kind vom Spiel nicht profitiert, damit aufhören.
- Bei Kindern mit Kaiserschnitt den Geburtsvorgang simulierend „nachholen": Spielerisch mit den Händen den Füßen und dem Kopf einen leichten Widerstand geben.

9. Kritische Anmerkungen zu Therapien mit Katharsis-Konzept

Zu den katharsisorientierten Therapien zählen die Primärtherapie von *Arthur Janov*, Rebirthing nach *Leonard Orr*, Holotropes Atmen nach *Stanislav Grof*, und teilweise auch Bioenergetik nach *Alexander Lowen* und einige Reichianische Therapierichtungen.

Beim Kartharsis-Modell wird der Klient in verschiedener Form angehalten, seine inneren Konflikte und verdrängte, dysfunktionale Gefühle zu aktivieren und in einigen Fällen auch auszuagieren. Um dies zu erreichen, wird er stark herausgefordert (durch körperliche Stress-Übungen, kalten Entzug von Gewohntem usw.). Ziel ist es, dass er sich so von Abwehrmechanismen und energetischen Stauungen befreit, um zu primären Gefühlen und ihrer Befriedigungsmöglichkeit vorzustoßen. Dieses Vorgehen wird auch bei der Behandlung von Traumata angewandt, indem eine direkte Konfrontation mit der vormals traumatisierenden Episode stattfindet.

Kritisch ist dazu anzumerken:

- Menschen können retraumatisiert werden, weil die direkte Konfrontation mit dem Schockzentrum des Traumas eine massive Überforderung darstellt [Abb. 8.5]. Die verhängnisvolle Folge wird unter Umständen erst Monate nach der Therapie-Sitzung deutlich, weil es so lange dauern kann, bis sich das neue Trauma mit dem alten verbindet.
- Einen Menschen mit Trauma-Erfahrung in eine derart hohe Aktivierung des Sympathikus zu stoßen, bewirkt eine starke Endorphin-Ausschüttung, die wie Ecstasy oder Heroin den Menschen von den Stress-Empfindungen abkoppelt. Nach einiger Zeit wird der nächste Fix benötigt. Bei Klienten, die eine Katharsis-orientierte Therapie hinter sich haben, hat sich ein Level hoher Ladung etabliert. Der Sympathikus ist chronisch überaktiv geworden. Besser ist es, Stressinformationen und -fluss zu titrieren, sodass der Klient ein Bewusstsein über die Bedeutung des Erlebten etablieren kann.
- Entgegen der Annahme, dass angestaute Energie durch Entladung abreagiert werden kann, geht es darum, die Energie umzuwandeln und für Veränderung zu nutzen.
- Wenn man Emotionen ausagiert, will man sich damit oft von inneren Spannungen befreien und vermeidet damit tiefere

Gefühle. Besser ist es, Gefühle zuzulassen und sie als Zeuge zu erforschen (felt sense).

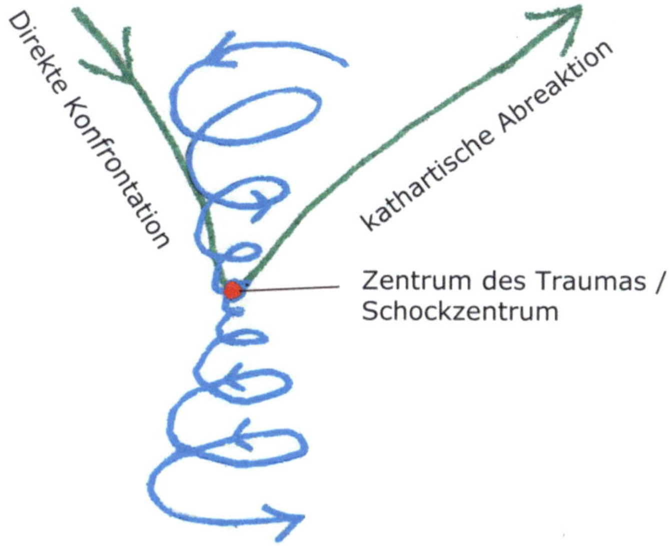

grün: Katharsis-orientierte Therapie
blau: Trauma-Therapie nach Peter Levine

Abb. 8.5 *Vereinfachte Darstellung unterschiedlicher Konzepte*

- Katharsis wirkt negativ, wenn im therapeutischen Erleben eine Unterdistanzierung der Klientin gegeben ist. (Das Gegenteil findet in der Psychoanalyse statt, wo eine Überdistanzierung gegeben ist.)

  Anzustreben ist hingegen eine optimale Distanz. Das heißt im Einzelnen: absolutes Gefühl der Sicherheit, Gleichzeitigkeit von Erleben einer Situation und Kontrolle über das Erleben. Also ein Bewusstsein der tatsächlichen momentanen Situation/Umwelt und ein Bewusstsein darüber, jederzeit aus dem Erleben von Gefühlen aussteigen zu können. Erleben und Beobachten des Erlebens können sich abwechseln.
- Beim Rebirthing und Holotropen Atmen kommt es oft zur Hyperventilation. Diese lässt die Eingeweide kontrahieren. Im Extremfall kann es zu inneren Blutungen kommen.

Atmen

1. Die seelische Dimension des Atmens

Sie zeigt sich in folgenden Zusammenhängen:

- Aufmerksam sein für das Atmen hilft die Aufmerksamkeit in den Leib und in die Gegenwart zu bringen.
- Bauchatmung basiert (wegen der Lage der parasympathischen Ganglien des vegetativen Nervensystems entlang der Brustwirbelsäule) auf einer Dominanz des *Parasympathikus*, begünstigt also Entspannung und Verdauung. Brustatmung basiert (wegen der Lage der sympathischen Nerven) auf einer Dominanz des *Sympathikus*, begünstigt also Aktivitätssteigerung und Anspannung.
- Die Atmung ist von allen vegetativen Abläufen das zuverlässigste und empfindlichste Reagens auf geistige und seelische Reizeinwirkungen. Atmung und sich ändernde geistig-seelische Grundmuster stehen in einem engen Wechselwirkungsverhältnis. Deshalb spiegeln Atemmuster psychologische Muster wieder:
  - rasend-hektische Atmung bei Furcht, Angst
  - vertiefte pressend-beschleunigte Atmung bei Aggressionen
  - vertiefte verzögerte Atmung bei Trauer, Schmerz
  - keine Pause zwischen Aus- und Einatmen bei Panikgefühlen. Es kann aber auch bedeuten, dass die Klientin sich nicht genug Ruhe zwischen verschiedenen Aktivitäten gönnt und nicht genügend „bei sich" ist.
  - Den Atem anzuhalten bzw. zu flach zu atmen (aufgrund von Stress, traumatischem Erleben, Angst usw.) kann chronisch werden und führt dann zu einem ständigen Wechsel zwischen Überatmung (Hyperventilation) und mangelnder Atmung.
  - starke Einatmung in schnellem Rhythmus, Luftanhalten und wenig bzw. auspustende Ausatmung bei emotionaler Erregung
  - chronische Einatemprobleme (Ausatemfixierung) bei einem Zwerchfellstiefstand können bedeuten, dass:
    - es der Person schwerfällt, Eindrücke oder Gefühle in sich hereinzulassen („es verschlägt mir den Atem"), oder dass der Mensch nicht genügend für sich selbst sorgt.

  - es Lebensangst, Depression und Kontaktprobleme gibt.
  - bei ausgedehntem Viszeralraum und abgesunkenen Eingeweiden Rückzug, Unterwerfung und Resignation zugrunde liegen.
- Chronische Ausatemprobleme (Einatemfixierung) bei einem Zwerchfellhochstand und aufgeblähtem Brustraum können bedeuten, dass:
  - ein Mensch selten Gefühle herauslässt.
  - es jemandem schwerfällt, an andere abzugeben oder loszulassen
  - Abgrenzungsprobleme vorliegen.
  - es sich um eine Angststarre oder Panik handelt.
- Paradoxe Bauchatmung, bei der während des Einatmens der Bauch eingezogen wird, tritt bei plötzlichem Schock oder einer Überraschung auf. Wenn eine solche Situation öfter auftritt, kann sie zur Gewohnheit werden.
- Asthmatiker hatten in der Kindheit nicht selten zu wenig Körperkontakt. Manchmal wird die Krankheit auch benutzt, durch das Erzwingen von Rücksichtnahme mehr Aufmerksamkeit und Zuwendung zu bekommen (sekundärer Krankheitsgewinn). Manchmal ist die Krankheit auch eine Manifestation der mangelnden Fähigkeit, loszulassen oder abgeben zu können.

• Sauerstoffmangel spielt bei vielen seelischen Problemen wie Angstzuständen, Depressionen und Panikstörungen eine Rolle:
  - Er begünstigt Gedächtnisverlust, Depression, „idiopathische" seelische Erkrankungen und eine Abstumpfung von Sinnesempfindungen.
  - Er führt zu Dysbalancen im Tonus des vegetativen Nervensystems, welches für das Wechselspiel zwischen Anspannung und Entspannung sorgt.

Zum Thema Atmung siehe auch Handbuch 1.

2. Praktische Hinweise und Übungen

Eigenwahrnehmung von Atemmustern

Der Klient kann in seelischen bzw. körperlichen Stresssituationen beobachten, in welcher Weise diese seine Atmung verändern. Dementsprechend kann er geeignete Atemübungen zu Hilfe nehmen, um Stress besser zu bewältigen.

Energiesteigerung und depressive Stimmungen abbauen

Wenn eine Person zu depressiven Stimmungen neigt oder auf einem sehr niedrigen Energieniveau lebt, ist die Förderung der Brustatmung hilfreich.

Vegetative Entspannung und Stressreduzierung

- Wenn der Klient zu einem überaktiven stressigen Lebensstil neigt, fördert die Bauchatmung das Entspannungsvermögen.
- Wechselatmung: Abwechselnd durch ein Nasenloch einatmen, während man das andere Nasenloch zuhält. Dauer: 10 Minuten.
- Vier Sekunden lang einatmen, sechs Sekunden lang ausatmen. Bei sechs Atemzügen pro Minute. Dauer: 10 Minuten.
- Gähnen ist ein Anzeigen vegetativer Entspannung und fördert sie. Wenn ein spontanes Gähnen gerade nicht möglich ist, kann man es willkürlich herbeiführen: Mit dem Mund ein „o" formen wie beim Daumenlutschen. Dann mit dem Zeigefinger die Oberlippe nach unten ziehen. Dies wird verbunden mit der Vorstellung, eine Luftkugel im Mund einzuschließen. Anschließend den Unterkiefer sinken lassen. Mit einiger Übung genügt schon der Gedanke daran, den Vorgang des Gähnens auszulösen.

Das Atempotential fördern durch peripheres Sehen

Folgende Übung gibt ein Gespür dafür, dass das Potential des Atmens u.a. davon abhängt, ob das Sehen fokussiert ist oder auch die Peripherie miteinbezieht:

Die Klientin schaut mit fokussiertem Blick auf einen Gegenstand, der sich in ca. 30 cm Entfernung vor ihm befindet. Nun wird sie von rechts gerufen oder stellt sich vor, jemand rufe von rechts. Sobald sie den Ruf hört, schaut sie in die entsprechende Richtung und nimmt dabei wahr, wie sie atmet. Dann derselbe Versuch, nur dass jetzt der Blick zunächst auf ein anderes, weiter entferntes Objekt und auf den peripheren Raum gerichtet ist. Wie wird jetzt die Atmung wahrgenommen?

Hilfe bei akuter Hyperventilation

- Die Mm. Rhomboidei bearbeiten (in Bauchlage)
- eine Ballwurfbewegung machen lassen (*Dehne dich dabei und atme durch die Bewegung hindurch*)
- In Seitenlage das Ausatmen betonen
- im schlimmsten Fall soll der Klient mit vor den Mund gehaltener Plastiktüte atmen. Das reduziert die Sauerstoffzufuhr.

Multifunktionale Atemübungen

Ziele:

- Bei sich und im eigenen Leib sein
- Spüren des Kernbereichs, der inneren Achse
- Eigene Leibesgrenzen spüren. Gut bei Abgrenzungsproblemen.
- Leichter Nähe zu anderen Menschen herstellen, ohne freilich den Kontakt zu sich selbst zu verlieren.
- Sich für die eigenen Gefühle öffnen

Übung 1: sitzend (schrittweiser Ablauf)

1. Die eigenen *Leibesgrenzen* an der Haut in verschiedenen Leibesregionen wahrnehmen und den Bodenkontakt spüren.
2. Den *Innenraum* des Leibes in verschiedenen Regionen erspüren.
3. Den äußeren Raum des Zimmers inklusive eventuell anwesender Personen wahrnehmen.
4. Sich vorstellen, wie der Atem beim Einatmen von den Leibesgrenzen her nach innen, und beim Ausatmen von innen her bis zu den Leibesgrenzen strömt.
5. Schrittweise den Atem von außerhalb der Grenzen einströmen und wieder nach draußen ausströmen lassen; erst ein kleines Stück über die Leibesgrenzen hinweg, dann langsam weiter in den Raum hinein. Währenddessen Sich Vorstellen oder Spüren von Außenraum, Leibesgrenzen und Leibesinnenraum.

Übung 2: stehend

Der Klient steht etwa zwei Meter vor der Praktizierenden. Er geht mit ihr in Blickkontakt, seine Atmungsweise nicht verändernd. Die

Praktizierende fragt ihn nach seinen Leibesempfindungen, seinen Gefühlen und ob er bei sich und *gleichzeitig* mit ihr sein kann.

Übung 3: umhergehend (schrittweiser Ablauf)

1. Den Atem von außerhalb des Leibes einströmen lassen. Und zwar schrittweise. Dann den Atem – ebenfalls etappenweise – wieder dorthin ausströmen lassen. Dabei Vorstellen oder Spüren von Außenraum, Leibesgrenzen und Leibesinnenraum.
2. Mit Händen und Füßen oder mit dem ganzen Leib Kontakt aufnehmen zu Raumgegenständen, zur Wand und zum Boden.
3. Das Gefühl für die Atmungsweise beibehaltend aus dem Fenster in die Weite schauen. Nun den Atem von weit her kommen lassen und in die Weite zurückkehren lassen.

Weitere Atemübungen: siehe Handbuch 1

Der Umgang mit Problemen

1. Verschiedenes

- Probleme, die eine Klientin hat, sind als Phänomene immer ernst zu nehmen. Als Praktizierender sollte man auf jeden Fall Phrasen vermeiden wie: *Solche Probleme haben viele Leute*. Oder: *Sie nehmen das zu ernst*. Solche Aussagen werden der Person nicht gerecht und würgen jeden Entwicklungsschritt ab.
- Man sollte es vermeiden, gute Ratschläge zu geben, weil dies das Verstehen von Gefühlen behindert. Hinzu kommt, dass Klienten oft gar nicht in der inneren Verfassung sind, diese umzusetzen.
- Aber wie immer gibt es Ausnahmen von der Regel. Unter zwei Voraussetzungen kann ein Ratschlag sinnvoll sein: Erstens muss man sich sicher sein, dass die Ressourcen des Klienten ausreichend gegeben sind und zweitens sollte man den Eindruck haben, dass das probeweise Befolgen des Vorschlags dem Klienten neue, weiterführende Erfahrungen vermitteln kann.
- Probleme zu klären heißt häufig, dass der Klient die Existenz eines inneren Konflikts wahrnehmen und da sein lassen kann, beide Seiten des Konflikts erleben kann.
- Meist halten Menschen Probleme für vermeidbar und lästig. Diese Einstellung ist jedoch unrealistisch. Denn es gibt kein Leben ohne Probleme. Es klingt zwar irritierend, aber Probleme verschwinden nur dadurch, dass andere Probleme an ihre Stelle treten.

  Es gibt es zwei Möglichkeiten des Umgangs mit dieser Tatsache: ich kreiere bzw. definiere *bewusst* Probleme, um daran zu wachsen oder ich schaffe mir *unbewusst* Probleme. Diese Einsicht ist sicher nicht jedem zugänglich, deshalb sollte man nur Menschen damit konfrontieren, die dafür ansprechbar sind.
- Manche Menschen hängen an ihren Problemen und tragen sie wie Schilder vor sich her, weil sie Teil ihres Selbstbildes sind oder weil sie glauben, nur auf diese Weise beachtet zu werden und Zuwendung zu bekommen.

  Zweierlei kann hier hilfreich sein: Zum einen kann man der Person die Erfahrung vermitteln, dass sie auch unabhängig von irgendwelchen Problemen beachtet wird und Zuwendung erfährt.

Zum zweiten kann ein Prozess der Aufgabe von Identifikationen hilfreich sein (siehe S. 206 ff.).

- Klienten zu fragen, ob sie Probleme haben, führt meist nicht sehr weit. Präzise Fragen beantworten Klienten eher. Solche Fragen, die sich aus der Gesprächssituation ergeben, können sein:

  Sind Sie sehr gefordert, gibt es einen andauernden Druck?

  Raubt etwas Ihre Kraft?

  Gibt es für Sie belastende Konfliktsituationen?

  Gibt es eine anhaltende unbefriedigende Lebenssituation?

  Hat Sie etwas aus der Bahn geworfen?

  Hat Sie etwas sehr gekränkt?

  Sind Sie mit Ihrer Arbeit/Ihrer Partnerschaft/Ihrem menschlichen Umfeld/mit Ihrer Arbeit zufrieden?

  Gibt es jemanden, den Sie sehr vermissen?

  Kennen Sie solche Gefühle von früher?

  Was würden Sie tun, wenn Sie die freie Wahl in Ihrem weiteren Leben hätten?

  Was waren Ihre Vorlieben oder Interessen als Kind und Jugendlicher?

  Welches Gefühl hat das Erlebnis hinterlassen?

- Wenn eine Person ein Problem schildert, lohnt es oft, sich zu fragen, ob sich dahinter noch ein anderes, tiefer liegendes Problem verbirgt.

- Wenn beim Klienten ein negatives Selbstbild besteht, kann man eine Sonde setzen: *Wenn ich Ihnen sagen würde, dass ich Sie* nicht *für .... halte, wie wäre das für Sie? Was würden Sie damit anfangen?*

- Probleme ergeben sich oft aufgrund eines inneren Zwiespalts:

  Beispiel: *Ich will Sport treiben, aber ich habe keine Zeit.* Das Aber ist eine Antithese des ersten Halbsatzes, kreiert also ein Entweder Oder, eine Zerreißprobe. Ersetzt man das *aber* durch ein *und* (*Ich will Sport treiben, und ich habe keine Zeit.*), dann macht das beide Aussagen gleichwertig, und die Situation ist offen. Sie wartet auf eine kreative Lösung, eine Synthese. Um einen Dialog zwischen beiden Seiten eines Problems zu ermöglichen, kann man die Leerer-Stuhl-Technik aus der Gestalttherapie einsetzen.

Die Klientin nimmt abwechselnd beide Stühle ein, identifiziert sich also jeweils mit einer Seite und es kann ein Dialog stattfinden.

Ein andere Möglichkeit besteht darin, das innere Dilemma in der Fantasie durchspielen zu lassen (*Stell dir vor,... Was spürst du, wenn...*).

- Handelt es sich um einen Konflikt, den die Klientin mit einer anderen Person hat, kann man die erwähnte Leere-Stuhl-Technik auch so verwenden, dass sie abwechselnd ihre Position und die des Konfliktpartners einnimmt.
- Wenn ein Klient Probleme in der Partnerschaft oder mit seinem Kind hat, sollte man nicht einseitig Stellung gegen abwesende Personen beziehen. Das behindert die Erkenntnis des Anteils, den der Klient zu verantworten hat, oder es hält ihn in der Opferrolle fest. Außerdem würde es der eventuell bestehenden Ambivalenz von Gefühlen gegenüber Partnerin, Kind usw. nicht gerecht.
- Wenn ein Klient seine Partnerin oder sein Kind verändern will, gilt es, die Gefühle und Schwierigkeiten, die der Klient *mit sich* hat, herauszuarbeiten. Eine Frage ist beispielsweise: Welche inneren Bedürfnisse des Klienten stehen hinter dem Wunsch?
- Viele Menschen übernehmen von Eltern oder anderen Beziehungspersonen Botschaften, Gefühle und Verhaltensweisen, die als Introjektionen ihr Leben mehr oder weniger stark bestimmen.

  Das kann zum Beispiel zur Folge haben, dass Menschen sich zu sehr für andere verantwortlich fühlen, Schuldgefühle bekommen usw. Nicht selten manifestiert sich das in physischen Symptomen (Schmerz, Belastung, Enge im Brustkorb usw.).
- Es ist gut, wenn Betroffene derart Übernommenes an die jeweilige Person zurückgeben können, dorthin also, wo es eigentlich hingehört. Man kann dies ermutigen, indem man sagt: *Nimm dieses .... in deine Hände, schau es dir an, fühle es und gib es der Person wieder zurück.*
- Entschlüsse oder gute Vorsätze in die Formulierung zu kleiden *Ich will versuchen, ... zu tun*, ist unsinnig und irreal. Entweder ich tue etwas oder nicht. Der Alltag offenbart diese banale Tatsache: Ich nehme mir ein Taschentuch oder ich nehme mir keines. Ein Dazwischen in Gestalt des Versuchens gibt es nicht. Die Formulierung des Versuchens schwächt obendrein die Willenskraft.

2. Der Prozess der Disidentifikation

Ein sehr grundlegendes und machtvolles Werkzeug der Veränderung von Problemen kann man der *Psychosynthese*, einer von *Roberto Assaglio* entwickelten Psychotherapie, entnehmen:

Jeder Mensch besteht aus Teilpersönlichkeiten, die sich in Rollen des Alltags (auf der Arbeit, in der Familie, in Beziehungen, in der Öffentlichkeit usw.), in Denkfiguren, Gefühlen und Handlungen manifestieren. Idealerweise sollte das Ich als Dirigent die Teilpersönlichkeiten orchestrieren können. Probleme entstehen oder verschärfen sich häufig dadurch, dass der Mensch sich zu sehr mit einem oder mehreren dieser Teilaspekte der Persönlichkeit, mit bestimmten Gefühlen oder Gedanken identifiziert und so seine Souveränität einbüßt.

All diese Identifikationen, so nützlich und unumgänglich sie im Alltag auch sind, repräsentieren immer nur einen begrenzten Teil und Ausdruck dessen, wer wir sind. Sie verhindern oder limitieren den Ausdruck anderer Aspekte unserer Persönlichkeit, verbunden mit der schmerzhaften Erfahrung, sich immer irgendwie in einem Korsett und unvollständig zu fühlen. Womit wir auch immer identifiziert sind, es bestimmt und verzerrt unsere Selbstwahrnehmung und unseren Blick auf die Mitwelt, was häufig und unweigerlich zur Inszenierung unserer alltäglichen Dramen führt.

Man kann einen Moment innehalten und sich ganz bewusst klarmachen: *Ich bin*. Nicht mehr und nicht weniger. Einfach: *Ich bin*. Diese Erfahrung des Ich bin ist ganz existentiell und absolut gewiss. Es gibt nichts, das so gewiss ist, wie der Moment, in dem wir uns unserer eigenen Bewusstheit bewusst sind. Der ständige Einfluss von Sinneseindrücken, die auf uns einwirken,

Die Gedanken und Gefühle, die uns bewegen, sowie die Rollen, die wir im Alltag bekleiden, haben die Tendenz, die Klarheit dieses Bewusstseins zu verschleiern. So neigt das Ich, sich mehr mit den jeweiligen Inhalten des Bewusstseins als mit dem Bewusstsein selbst zu identifizieren.

Wollen wir unsere Selbst-Bewusstheit explizit, klar und lebendig erfahren, müssen wir uns zuvor von diesen Inhalten des Bewusstseins disidentifizieren. Dann können wir die eigenen Teilpersönlichkeiten (Mann, Konsument, Vater, Arbeiter, Liebhaber etc.) sowie innerpersönliche Konflikte zwischen verschiedenen Eigenschaften und

Bedürfnissen beobachten, ihre Stärken und Schwächen einschätzen und sie in Dialog miteinander bringen, um sie auf diese Weise lenken zu können.

Man geht in folgenden Schritten vor:

I. Zunächst gilt es, dass das Ich als ein innerer Beobachter seine Muster der Identifikationen wahrnimmt und erforscht.

II. Dann führt man die folgende Übung der Disidentifikation durch:

1. Man beginnt mit zwei bis drei Minuten Entspannung und Zentrierung in einer bequemen und aufrecht sitzenden Position. Man beobachtet seine Atemzüge, um seine Aufmerksamkeit ganz nach innen zu richten.
2. Man bekräftigt langsam und aufmerksam Folgendes:

   Ich habe einen Leib und ich bin nicht mein Leib. Er mag in unterschiedlicher Verfassung sein, gesund oder krank, er mag ausgeruht oder müde sein. Ich kann meinen Leib wahrnehmen und beobachten, also ist er nicht das Ich, das beobachtet. Mein Leib ist ein kostbares Instrument der Erfahrung und des Handelns in der äußeren Welt. Ich behandle ihn gut und sorge für seine Bedürfnisse, aber er ist nicht mit mir identisch, er ist nicht das Ich.
3. Dann bekräftigt man langsam und aufmerksam Folgendes:

   Ich habe Gefühle und ich bin nicht meine Gefühle. Die Gefühle sind zahllos, widersprüchlich und wechselhaft; sie wechseln von Liebe zu Hass, von Ruhe zu Ärger, von Freude zu Leid. Ich aber, bin immer Ich, unverändert. Ich kann meine Gefühle wahrnehmen und beobachten, also sind sie nicht das wahrnehmende Ich.
4. Dann bekräftigt man langsam und aufmerksam Folgendes:

   Ich habe Wünsche und Begierden und ich bin nicht meine Wünsche und Begierden. Wünsche kommen und gehen, sie werden durch innere Impulse oder äußere Einflüsse geweckt, wandern durch das Bewusstsein und tauchen wieder ab. Ich aber kann sie beobachten und bewerten. Also sind sie nicht das beobachtende Ich.
5. Dann bekräftigt man langsam und aufmerksam Folgendes:

   Ich habe Gedanken und ich bin nicht meine Gedanken. Der Verstand und die Welt der Gedanken ist ein Instrument der

Erkenntnis der äußeren und inneren Welt. Die Gedanken sind wechselhaft, undiszipliniert und manchmal gar zwanghaft. Ich aber kann sie wahrnehmen und beobachten, also sind sie nicht das wahrnehmende Ich.

6. Nachdem man diese Disidentifikationen so gut wie möglich empfunden und so intensiv wie möglich nachvollzogen hast, bekräftigt man sich das Folgende:

   Ich bin das, was in Erscheinung tritt, wenn alle Inhalte des Bewusstseins wie Empfindungen, Gefühle und Gedanken losgelassen sind. Ich bin Ich, reine Selbst-Bewusstheit. Als stilles Zentrum gewahre ich die wechselhaften und vergäng-lichen Empfindungen, Gefühle, Wünsche und Gedanken.

   Ich erkenne und bekräftige: Ich bin reine Bewusstheit. Ich bin ein Zentrum und Ausdruck von Kraft und Absicht. Ich bin fähig, den Umgang mit meinem Leib, meinen Gefühlen und Gedanken zu lenken und zu gestalten.

   Mit dieser abschließenden Bekräftigung verlagert man bewusst und absichtsvoll die Wahrnehmung seiner Identität, von den wechselhaften Inhalten peripherer Formen zum beständigen, formlosen, reinen Gewahrsein, ausgestattet mit Willen und Kraft.

Eine Schulung des eigenen Willens unterstützt die Disidentifikation. Umgekehrt hilft Disidentifikation der Entwicklung des eigenen Willens.

Physische Anstrengung, gepaart mit Aufmerksamkeit, stärkt die Willenskraft, weil der Mensch sich dabei mit der unmittelbaren Sinneswelt auseinandersetzt. Hilfreich sind auch ein rhythmischer Tagesablauf, konsequentes Verhalten, Konzentrationsübungen sowie das tönen lassen der Konsonanten ß, Z und F.

3. Träume

Viele Klienten der Strukturellen Integration erinnern sich in der Zeit, in der sie Sitzungen nehmen, häufiger und intensiver an ihre Träume. Diesen Umstand können Klienten nutzen, um innere Konflikte und Entwicklungschancen anzugehen, die sonst unbewusst bleiben. Auch wenn man keine psychotherapeutische Traumarbeit macht, kann man als Praktizierende, wenn die Klientin offen dafür ist, Anregungen geben, wie er Träume für sich nutzen kann.

Zunächst zwei Hinweise vorweg:

- Man kann es trainieren, sich an Träume erinnern zu können. Dazu legt man sich vor dem Einschlafen Papier und Stift zurecht und sagt sich: *Beim Aufwachen wird mir ein Traum gegenwärtig sein und ich werde ihn aufschreiben.* Wenn man aufwacht, ist es wichtig, ohne plötzliche Veränderung der Leibesstellung den Traum sofort zu notieren. Eine plötzliche Haltungsveränderung kann nämlich den Traum vergessen machen.
- Je öfter sich ein Traum wiederholt, desto existenzieller ist seine Bedeutung

Für *Fritz Perls*, den Begründer der Gestalt-Therapie, ist der Traum die künstlerische Darstellung eines inneren Konflikts, der im Traum nicht aufgelöst werden kann. Im Traum werden alle Ich-Anteile, besonders die störenden, auf andere(s) projiziert, um nicht die Verantwortung übernehmen zu müssen.

Sein Rat: Der Träumer soll sich mit allen Teilen (Gegenständen, Orten usw.) sowie Personen des Traums identifizieren, und unter diesem Gesichtspunkt den Traum noch intensiver und genauer erleben. Die Teile bzw. Personen des Traums sollen in einen Dialog eintreten um den inneren Konflikt zu entdecken.

Zusätzlich kann man sich diese Fragen stellen:

- Gibt es im Traum eine Entwicklung?
- Was für Grundgefühle, welche Stimmungen sind unmittelbar nach dem Erwachen zu bemerken?
- Geht man im Traum das Problem an oder läuft man vor ihm weg?

Der Umgang mit Gefühlen

Da Leib und Seele eng verbunden sind und beide durch die biografischen Erfahrungen geformt werden, treten im Prozess der Strukturellen Integration manchmal schmerzhafte Gefühle auf.

1. Wahrnehmen und Annehmen von Gefühlen

Das Entdecken und Anerkennen von Gefühlen ist die Basis des Umgangs mit diesen Gefühlen. Das beinhaltet Beobachten und Zuhören. Man hört einen Seufzer oder sieht eine plötzliche Angst. Deshalb sollte man immer wieder das Gesicht anschauen sowie die Atmung und weitere vegetative bzw. gestische Signale beachten.

Wenn der Klient anfängt zu weinen, ist alles, war man zu sagen braucht, um das anzunehmen: *Traurig, hm?* Einfach ein Wort um Kontakt zu machen, ein Wort, das weder analysiert noch interpretiert, das einfach wahrnimmt und anerkennt, was gerade vorgeht. Mit Sicherheit und Annehmen kann der Prozess weitergehen. Sehr oft kommen Gefühle nur andeutungsweise zum Vorschein. Da ist vielleicht ein bisschen Feuchtigkeit in den Augen, ein bisschen Rötung um die Nase, die Stimme ein wenig stockend.

Wenn man die Gefühle von Klienten nicht annimmt, wenn man versucht weiterzumachen, ohne etwas zu bemerken, ohne Kommentar, wird dieses Schweigen bedeuten, dass die Gefühle unwichtig, nicht gut oder unannehmbar sind, oder dass wir um diese Gefühle herumgehen können, ohne uns um sie zu kümmern. Wenn Gefühle nicht anerkannt werden, begräbt die Person sie oder versucht, erst später allein mit ihnen fertig zu werden, was immer schwierig ist und manchmal unmöglich. Wenn Menschen Probleme oder Gefühle vergraben, besteht die Gefahr, dass die Körperstruktur dorthin zurückrutscht, wo sie war, bevor man daran gearbeitet habt, oder die Klientin kompensiert auf andere Art, psychologisch oder im Verhalten.

Dem Klienten, der seine Gefühle schlecht annehmen kann, klarmachen, dass Annehmen nicht Resignation oder Hilflosigkeit bedeutet, sondern zu lernen, anzuerkennen, was ist, und zu schauen, was es bedeutet.

Beim Auftreten von Gefühlen sollte darauf eingegangen werden, bevor man strukturell weiterarbeitet

Wenn der Klient das Empfinden hat, von einem Gefühl überwältigt zu werden, darin zu ertrinken:

- Mundatmung bringt Gefühle hoch. Deshalb den Klienten auffordern, durch die Nase zu atmen.
- Mit Händen um den Körper der Person einen sicheren „Container" bilden. Eventuell in Fötushaltung auf der Seite liegen lassen.
- Containern der Diaphragmen
- Der Atmung des Klienten folgen: Mit der Hand sanft den Unterarm des Klienten umfassen. Beim Einatmen des Klienten ganz leicht drücken und beim Ausatmen loslassen. Vegetative Reaktionen beobachten.
- Der Klient atmet in die Gegend zwischen seinen Schulterblättern. Dies stärkt die Autonomie des Ich.
- Focusing (siehe S. 176 ff.)
- Beckenlift
- Wenn die Gefühlsäußerung zu schnell und ungeerdet erfolgt: in Rückenlage eine Hand auf das Knie und die andere Hand auf den Fuß legen. Das ist ein parasympathischer Impuls.

Klienten, die über ein Gefühl schnell hinweggehen wollen, ermutigen, dabei zu bleiben. Und Focusing anwenden. (siehe S. 176 ff.)

Bei (unklaren) Gefühlen eines Klienten nach seinen Sinneswahrnehmungen in der jeweiligen Situation oder dem jeweiligen Menschen gegenüber fragen:

- *Wie aufgerichtet und im Gleichgewicht fühlen Sie sich in der Situation bzw. wenn Sie mit dem Menschen zusammen sind?*
- *Wie beweglich fühlen Sie sich?*
- *Fühlen Sie sich frei in der Situation bzw. in der Gegenwart dieses Menschen?*
- *Wie lebendig oder erschöpft fühlt sich das an?*
- *Wie fühlt es sich an, wenn Sie diesen Menschen anfassen würden oder von ihm angefasst würden?*

2. Spontanes Verhalten unterstützen

Wenn der Klient anfängt zu weinen, möchte er sich vielleicht zur Seite rollen, der Kopf beginnt sich wegzudrehen, oder er beginnt, den Gefühlsfluss zu steuern, indem er bestimmte Muskeln anspannt. Die Schultern gehen nach vorne und nach oben, das Zwerchfell und der Bauch verspannen sich.

Diese und andere Formen spontanen Verhaltens kann der Praktizierende übernehmen, indem er dem Klienten hilft, das zu tun, was er tut.

Man kann z.B. ein paar Decken unter die Schultern des Klienten schieben, wenn er die Schultern nach vorn schiebt. Wenn der Klient sich wegdrehen möchte, rollt ihn in die gewünschte Richtung. Man kann auch fragen, in welcher Körpergegend die Klientin Unterstützung braucht und sie dort leicht halten. Die Hände sollen ihr das Halten von Spannung. So nimmt der Praktizierende die Mühe raus aus all der Spannung. Ein weiteres Beispiel: Wenn eine Leibesgegend verkrampft ist, eine Hand auf die verhärtete Gegend legen, den Widerstand auf diese Weise unterstützen, mit dem Widerstand gehen, dem Klienten die Anstrengung abnehmen.

Das übliche Ergebnis dieses Vorgehens ist folgendes: da es sich beim Klienten um ein Abwehrverhalten handelt, da es ein Versuch ist, die Gefühle und ihren Ausdruck in den Griff zu bekommen, fühlt sich die Person sicherer, wenn ihr Verhalten unterstützt wird. Dann entspannt das Abwehrsystem sich ein bisschen, und fast gleichzeitig vertiefen sich die Erfahrung und das Loslassen von Gefühlen.

Während Klienten sich entspannen, wird das Atmen tiefer, mehr Gefühle kommen ins Bewusstsein und das jeweilige Gefühl kann klarer gespürt werden. Wenn man der Person hilft, die Erfahrung zu vertiefen, hilft man ihr gleichzeitig, mehr Informationen darüber zu bekommen, worum es im Gefühlsprozess geht. Man helft ihr, diesen Prozess zu verstehen.

Spontanes Verhalten, wie oben geschildert darf man allerdings nicht verwechseln mit einem aufkommenden Bewegungsdrang. Letzterer kann nämlich ein Mittel sein, das Aufkommen eines Gefühls abzuwehren. Wenn ein Klient also ein Gefühl ausagieren will: *Leicht! Ruhig! Schau mich an! Du brauchst nichts zu tun. Wo im Körper ist dieses Gefühl?* Oder den Klienten Blickkontakt aufnehmen lassen oder die Hand auflegen.

3. Nach der Bedeutung von Gefühlen suchen

- Nicht vorschnell nach dem Warum eines Gefühls fragen. Stattdessen fokussierende Fragen stellen wie z.B.:
  - *Was sagst Du mit Deinem Körper, wenn Du Deine Brust anspannst und Dich traurig fühlst?* Die Antwort könnte sein: *Meine Brust sagt, große Jungen weinen nicht!*
  - *Was siehst du?*
  - Nach dem Alter (*Wie alt fühlt sich das Weinen an?*) und den seinerzeitigen Umständen fragen.
  - Das Pendant von Gefühlen im Körper wahrzunehmen (Verspannungen, Herzrasen, Sodbrennen o.ä.) kann der Bedeutungsfindung dienen (siehe S.176 ff.)
  - Wenn die Klientin eine traurige Kindheitsepisode erinnert: *Sieh das einsame Kind im Zimmer sitzen? Kannst du ihm beistehen?*
- Der Klärung von Bedeutung eines Gefühls kann es helfen, wenn man gegebenenfalls fragt, was man der Klient jetzt braucht oder was er sich jetzt wünscht.
- Keine oder nur freilassende Interpretationen des Erlebens der Klientin abgeben. Freilassend ist es, wenn man die eigene Wahrnehmung mitteilt: *Ich beobachte..., ich habe den Eindruck..., ich frage mich ob...*
- Nicht nur die verbalen Äußerungen der Klientin, sondern auch seine Körpersprache beachten und miteinbeziehen. Denn das ermöglicht es, auch auf Gefühle des Klienten zurückzuschließen, die dieser möglicherweise nicht verbal thematisiert.

4. Gefühle und Emotionen

Im alltäglichen Sprachgebrauch werden die Begriffe Gefühl und Emotion meist synonym gebraucht. Es kann jedoch sinnvoll sein, zwischen ihnen zu unterscheiden.

Es gibt verschiedene Versionen der Abgrenzung zwischen beiden Begriffen. Mir erscheint folgende Charakterisierung hilfreich, weil sie in der praktischen Handhabung Wesentliches aussagt.

Demnach versteht man unter Gefühlen Empfindungen, also das, was man in einem Moment fühlst - beispielsweise Freude, Traurigkeit, Zorn oder Angst. Gefühle sind körperlich spürbare Signale, somatische Marker. Je intensiver sie sind, desto ausgeprägter ist die Körperreaktion, z.B. Herzklopfen, weiche Knie, Kloß im Hals, Schmetterlinge im Bauch, rot werden. Sie sind authentisch, denn sie wurzeln in der Gegenwart und sind direkt an Leibesempfindungen gebunden.

Emotionen hingegen sind Gefühle:

- die erlernt worden sind in der Kindheit und/oder
- die tiefere Gefühle abwehren sollen oder /und
- die immer wieder stereotyp wiederholt werden und/oder
- deren Ausbruch dem Stimulus, der jeweiligen auslösenden Situation gegenüber unangemessen sind oder/und
- die unbewusst/halbbewusst manipulieren sollen (*du bist schuld, hilf mir armen Opfer...*)

Emotionen wirken auf einer unbewussten Ebene aus der Vergangenheit heraus und suchen sich dazu aktuelle Anlässe. Mit einiger Erfahrung spürt der Praktizierende in sich, ob das gegebene Gefühl in einem eine Resonanz erfährt oder einen seltsam unberührt lässt. Letzteres ist bei Emotionen der Fall.

Hier einige Merkmale, an denen man die geschilderten Unterschiede erkennen kann:

Emotion	Gefühl
Vermiedener oder verschwommener Augenkontakt	Klarer Augenkontakt
Das Gesichtsfeld ist verengt	Das Gesichtsfeld ist weit
Der Leib zieht sich zusammen	Der Leib dehnt sich aus
Lähmungsempfindungen	Gefühl von Lebendigkeit
Sich von anderen abgetrennt empfinden	Sich anderen nah/verbunden fühlen
Man spricht über den anderen (z.B. in Form von Schuldzuweisungen)	Man spricht über sich und die eigenen Gefühle
Man verschließt sich	Man ist offen und verletzlich
Gedanken und Themen wiederholen sich ständig, drehen sich im Kreis	Gedanken und Gefühle wandeln sich
Man bezieht sich auf Vergangenes	Man bleibt in der Gegenwart

Handelt es sich um Emotionen, kann man:

- den Klienten auffordern, die Augen aufzumachen, Blickkontakt aufzunehmen und leichter zu atmen.
- die Aufmerksamkeit der Klientin auf das Hier und Jetzt lenken.
- Wenn der Klient nur über andere spricht, nach seinen eigenen Gefühlen fragen.

Der Umgang mit Schmerzen während der Behandlung

1. Kennzeichen einer Schmerzüberlastung

Typische Hinweise auf eine zu starke Schmerzbelastung beim Klienten sind:

- Vegetative Signale:
  - Kaltschweiß
  - enorm verstärkte und beschleunigte Atmung, vor allem in den Brustkorb
- Verkrampfen von Gliedmaßen, schmerzverzerrte Mimik.
- Andere Leibesempfindungen werden vom Klienten nicht oder kaum noch wahrgenommen.
- Engagement und Interesse der Klientin am Geschehen schwinden. Er kann den Intentionen der Praktizierenden nicht mehr folgen.
- Der Kommunikationsfaden zum Praktizierenden reißt ab.

2. Mögliche Ursachen

Physiologische Ursachen

- Bestehenden Grunderkrankungen oder Verletzungen.
- Alte schmerzhafte Erfahrungen sind im Gehirn und im Gewebe gespeichert (Schmerzgedächtnis) und können während der Behandlung getriggert werden. Beispielsweise Unfälle, chronische Gelenkschmerzen, langjährige Migräne, Fibromyalgie. In solchen Fällen ist mit einer niedrigeren Reizschwelle des vegetativen Nervensystems zu rechnen.
- Die Art der Berührung in Bezug auf Druckstärke, Winkel, Qualität, Dauer, Tempo etc.
- Bei gestörter propriozeptiver Wahrnehmung wird die kleinste Schmerzempfindung wie durch eine Lupe vergrößert wahrgenommen.
- Gewebeart und -zustand, z.B. hypotones Gewebe oder Ödeme.
- Körperliche Verfassung (Müdigkeit, Stress, Flüssigkeitsmangel).

Psychologische Ursachen

- Schmerz ist eine „Interpretation" intensiver Sensationen/Reize durch das Nervensystem. Der Sinn ist, den Körper vor (realen oder vermeintlichen) Schäden zu schützen. Die lebensgeschichtliche Vergangenheit sowie gegenwärtige psycho-soziale Umstände können jedoch zu vielen anderen Interpretationen durch die Person führen. Von *Fritz Perls,* dem Begründer der Gestalt-Psychotherapie stammt der Satz: „Schmerz ist auch nur eine Meinung."

  Folgende Umstände können dazu führen, dass ein intensiver Reiz als eine Schmerzempfindung interpretiert wird:

  - Beziehungsprobleme zwischen Praktizierendem und Klient.
  - Unsicherheiten der Praktizierenden übertragen sich auf die Klientin.
  - Der individuelle Umgang mit Stress und die persönliche Einstellung zu Stresssituationen lassen eine Person den Stress als Schmerz empfinden.
  - Angst vor Schmerz.
  - Angst vor Veränderung.

- Alte traumatische Erfahrungen wie Missbrauch, körperliche Strafen, Folter usw. sind im Gehirn und im Gewebe gespeichert (Schmerzgedächtnis) und können während der Behandlung getriggert werden.

  In solchen Fällen ist mit einer niedrigeren Reizschwelle des vegetativen Nervensystems zu rechnen. Die physischen Schmerzempfindungen sind meist mit seelischen Gefühlen verbunden (z.B. Traurigkeit, Verletzlichkeit, Wut, Angst, Demütigung).

- *Physische* Schmerzen zu empfinden kann jedoch auch eine unbewusste Strategie sein, *seelischen* Schmerz zu vermeiden. Dies kann sogar so weit gehen, dass ein Klient den Praktizierenden ermuntert, tiefer/fester/härter ins Gewebe zu gehen.

3. Prophylaktische Maßnahmen

- Vor Beginn der Arbeit mit einem Klienten und während der Behandlung müssen mögliche *medizinisch* begründete Schmerzursachen ausgeschlossen werden.
- Wenn eine Person von vornherein die Behandlung als schmerzhaft erwartet, sollte man die erste Sitzung dazu nutzen, diese Ängste zu zerstreuen.
- Ein Stopp-Signal vereinbaren. Das gibt der Klientin Kontrolle und Eigenverantwortung. Sie sagt „Halt", wenn es ihr zu intensiv wird. Oder sie gibt die Rückmeldung in Form einer Skala von 1 (fühlt sich sehr gut an) über 8 (gleich wird es zu intensiv) bis 10 (Stopp!). Eine Variante ist die Ampel mit Rot, Gelb und Grün.
- Wenn ein Mensch übersensible Körperregionen hat, hilft es in einigen Fällen, wenn er täglich Apfelessig mit Honig trinkt.
- Je höher die Fähigkeit entwickelt ist, auf nicht-schmerzhafte Stimuli propriozeptiv zu reagieren, sie zu modulieren und zu unterscheiden, desto besser kann ein Klient mit schmerzhaften Stimuli umgehen und sie modulieren. (*Ida Rolf*)

  Deshalb von Anfang an die propriozeptive Wahrnehmung des Klienten schulen, z.B. das Spüren der behandelnden Hand, der Gewebekonsistenz, der Veränderungen in der jeweiligen Körperregion usw.
- Auf neuromuskuläre und vegetative (siehe S. 154) Signale der Person achten.
- Nachmittags werden Schmerzen nur etwa 1/3 so stark empfunden wie vormittags. (Studien der Chronobiologie)
- Der ökonomische Gebrauch des eigenen Körpers durch die Praktizierende hat erheblichen Einfluss auf das Erleben des Klienten.
- Die manuelle Arbeitsweise möglichst angenehm gestalten:
  - Unterschiedliche Positionierungen/Lagerungen des Klienten ausprobieren. Die Bauchlage ist manchmal günstiger, weil sie das Gefühl vermittelt, weniger exponiert zu sein.
  - Mit mehr Pausen zwischen einzelnen Interventionen arbeiten.
  - Sich vorstellen, dass man schmelzend wirkt statt aufbrechend.
  - Hand und Arm weich lassen.

- *Langsam* ins Gewebe gehen und – besonders wichtig – *langsam* heraus.
- Einen flacheren Winkel der Hand zum Gewebe wählen.
- An schmerzhaften Stellen eine größere Kontaktfläche bieten.
- Sich einer potentiell schmerzproblematischen Gegend von der Peripherie her nähern.
- Körperkontakt mit *beiden* Händen. Das vermittelt zusätzlich zum Schmerzempfinden neutrale Sensationen.
- Der Effekt zusätzlicher *neutraler* Wahrnehmungen kann auch erreicht werden, wenn der Klient die Augen geöffnet hält.
- Bei korpulenten Klienten nahe an Knochenrändern arbeiten.
- Aktive Beteiligung der Person.

4. Verhalten im Akutfall

- Wenn es irgendwo wehtut, nach der Geschichte fragen, was geschehen ist (Unfall, Krankheit usw.)
- Empathie zeigen. Allerdings sollte man es vermeiden, sich zu identifizieren, den Schmerz zu übernehmen, eigene Schmerzerfahrungen in die Empathie einfließen zu lassen.
- Der Klient sollte sich erlauben, stimmlich durch Töne Schmerz zu äußern. Voraussetzung ist, dass er das Gefühl hat, dass dies für den Praktizierenden o.k. ist.
- Wenn eine Person irgendwo Berührung schlecht erträgt, soll sie ihre Finger dorthin legen, und die Praktizierende arbeitet durch die Finger der Klientin hindurch.
- Wenn der Klient den Arm des Praktizierenden hält, kann ihm dies das Gefühl einer größeren Kontrolle vermitteln.
- Der Klientin die Möglichkeit geben, sich auf die Dauer einer unangenehmen Empfindung einzustellen. Man sagt ihr, wie lange man an der betreffenden Körpergegend bleibt (rückwärts zählen von 10 bis 0, eine bestimmte Anzahl von Atemzügen angeben o.ä.).
- Wenn dies akzeptabel ist, eventuell an der schmerzhaften Stelle bleiben, bis der Schmerz nachlässt (chemischer Prozess). Sonst bleibt die Stelle länger „wund".
- Nach einer schmerzhaften Intervention mit ganz wenig Druck eine kleine drehende Bewegung um etwa 45° ausführen, bei der die Haut mitgenommen wird.
- Die von der Praktizierenden gewählte Gewebeebene ist vielleicht der Klientin momentan nicht erreichbar, nicht zumutbar. Gegebenenfalls auf eine oberflächlichere Gewebeschicht wechseln.
- Mögliche Empfehlungen für den Klienten:
  - Er soll langsam loslassen, in die Gegend hineinatmen, mit dem Schmerz ausatmen.
  - *„Leicht lassen!"* ; *„Schmelzen lassen!"*
  - Der Klient kann Vorstellungen von Heilung, Wärme, lang werden, Platz/Raum geben usw. entwickeln.
  - Es gibt verschiedene Möglichkeiten, die Interpretation von intensiven Empfindungen als Schmerz (siehe S. 217) wieder auf

das Erleben eines neutralen, wenn auch intensiven Reizes zurückzuführen. Sie wurden von *Ida Rolf* empfohlen:

- Die Klientin soll dem Schmerzgefühl nicht auszuweichen versuchen, sondern ihm entgegengehen und das Gefühl so weit wie möglich verstärken, dann verschwindet der Schmerz und macht anderen Empfindungen Platz.
- Der Klient soll sich sagen - und das in dem Moment auch zu empfinden versuchen: Schmerz ist nichts anderes als eine Intensität von Sensation.

5. Schmerzbewältigung unterstützen

- Gegebenenfalls die Klientin dazu anhalten, zu spüren, ob dem Schmerz etwas anderes zugrunde liegt (Angst vor Schmerz, alte Erfahrungen usw., siehe S. 217 f). Mögliche Fragen: *Was fühlen Sie da? Was fällt Ihnen dazu ein? Kennen Sie diese Art von Schmerz irgendwoher?*

  Wenn es der Klientin gelingt, die physische Schmerzsensation von einer begleitenden emotionalen Erinnerung wieder zu trennen und sich der physischen Empfindung voll hinzugeben, desto eher verschwindet der Schmerz. (*Ida Rolf*)

- Die allgemeine Lebenseinstellung eines Menschen kann sich auch in der Art des Umgangs mit Schmerzen äußern. Verbreitete Einstellungsmuster sind:
  - Kämpfen, durchhalten, Stärke zeigen
  - Fliehen, vermeiden, nichts an sich heranlassen

  Diese Muster berücksichtigen und gegebenenfalls thematisieren, aber auf keinen Fall unterstützen.

- Viele Menschen assoziieren physische Schmerzen eher mit medizinischer Behandlung *von außen*, seelische Schmerzen eher mit *innerem* Erleben während einer Psychotherapie. Daher meinen sie, dass physisches Weh während einer Therapie vom Praktizierenden und seiner Methode verursacht wird. Sie übersehen dabei, dass auch physischer Schmerz immer auch von der eigenen Biografie, der Situation usw. gefärbt ist.

  Diese – oft unbewusste - Sichtweise kann man problematisieren. Allerdings sollte ein Praktizierender zunächst *seinen* möglichen Anteil am Schmerzerleben der Klientin überprüfen.

- Wenn Menschen in ihrem sozialen Umfeld nach ihren Erfahrungen mit der Strukturellen Integration gefragt werden, sprechen sie nicht selten vor allem über Schmerzen während der Behandlung. Dieses Phänomen kann verschiedene Gründe haben. Möglicherweise können sie nicht genau erklären, was bei der Strukturelle Integration geschieht, und keine Worte für ihre Erfahrungen mit der Behandlung finden. Es ist deshalb hilfreich, ihnen zu helfen, eine Sprache zu finden, über ihre persönliche Wahrnehmungen und erlebte Veränderungen Auskunft zu geben. Es kann auch sein, dass jemand dazu neigt, hervorzuheben, wie schmerzresistent er ist. Das sollte man gegebenenfalls thematisieren.

Psychologie der Bewegungsarbeit

Obgleich dieser Aspekt der Bewegungsarbeit struktureller Integration im ersten Band des Handbuchs der Strukturellen Integration bereits ausführlich behandelt worden ist, erscheint es mir wichtig, dieses Thema noch einmal aufzugreifen, auch wenn es dadurch zu inhaltlichen Überschneidungen kommt. Siehe außerdem die Kapitel über die Psycho-Somatik von Muskeln und Faszien (S. 16 ff. und S. 20 ff.) sowie über seelische Aspekte von Bewegung/Haltung, Körpersprache und Gestik (S. 54 ff.)

1. Das Erlernen neuer Bewegungsformen

Prozessorientierte Arbeit an und mit der Bewegung besteht nicht aus einem mechanischen Üben, es werden nicht einfach alte Gewohnheitsmuster durch neue ersetzt. Vielmehr geht es um ein Wahrnehmen

- der Existenz gewohnter Muster,
- *wie* sie zustande kommen,
- der Gefühle und geistigen Einstellungen, die das Verhalten beeinflussen und
- alternativer Möglichkeiten und ihrer seelisch-sozialen Bedeutung für den Menschen.

1.1. Die Rolle der Aufmerksamkeit

Gemeint ist die Aufmerksamkeit als Instanz bzw. Qualität der Wahrnehmung.

Wenn wir von organischen Schäden absehen, ist die mangelnde Wahrnehmungsfähigkeit von inneren – also auch kinästhetischen - Phänomenen, eigentlich eher eine mangelnde Fähigkeit, die Aufmerksamkeit auf etwas zu lenken, weil man in einem gegebenen Augenblick nicht weiß, auf was man sie lenken kann bzw. weil man das, was man wahrnehmen könnte, nicht kennt. Ich kann nur das finden, worauf ich meine Aufmerksamkeit ausrichte. Wenn ich aber nicht weiß, wonach ich suche, kann ich nicht darauf stoßen.

Aufmerksamkeit unterscheidet sich von der *Konzentration* auf mancherlei Weise:

- Konzentration ist weniger geeignet, Neues zu entdecken, weil sie dazu neigt, verengt, angestrengt und mit fertigen Vorstellungen zu arbeiten. Aufmerksamkeit ist eher freischwebend, entspannt und freilassend in den Vorstellungen.
- Konzentration ist fokussiert auf das Objekt der Wahrnehmung. Aufmerksamkeit hingegen ist eine Haltung, welche auch die Peripherie, die Umgebung, in der die Wahrnehmung erfolgt, wahrnimmt.
- Konzentration beinhaltet die Trennung des Objekts der Wahrnehmung vom wahrnehmenden Subjekt, während bei der Aufmerksamkeit sich das wahrnehmende Subjekt als Teil der Gesamtsituation wahrnimmt.
- Der Mensch spürt bei der Konzentration auf ein Objekt gewöhnlich nicht, dass er sich selbst *nicht* spürt, wohingegen er sich bei der Aufmerksamkeit als wahrnehmend wahrnimmt.

In Bezug auf Bewegung bedeutet Aufmerksamkeit: Ich bemühe mich nicht nur darum, die Art meiner Bewegung wahrzunehmen, sondern auch meine die Bewegung begleitenden Leibesempfindungen, Gefühle und Gedanken, sowie den Raum und den sozialen Kontext, in dem ich mich bewege. Der Wahrnehmende kann so lernen „sensibel zu werden für seine Sensibilität" (*Carlos Repetto*). Dieser Prozess ist jedoch keine „Nabelschau", denn der Mensch erfährt sich selbst als Teil eines gelebten Momentes, und nicht getrennt davon.

Das Gegenteil von aufmerksamkeitsbegleiteter Bewegung sind automatisch ablaufende Bewegungen. Das Problem einer Veränderung von Bewegungsmustern besteht zuallererst darin, eine automatisierte Bewegung *nicht* zu tun. Um das zu erreichen, kann man vor Bewegungen (Aktionen) innehalten, einen Stopp einlegen. So besteht die Chance, statt unbewusst einer Gewohnheit zu folgen bewusst das Ob und Wie einer Bewegung zu entscheiden.

Transformation beinhaltet eine objektive Reflexion der durch Aufmerksamkeit gewonnenen subjektiven Wahrnehmung. Die bewusstseinsgeschichtliche Errungenschaft des Denkens sollte nicht aufgegeben, sondern als Teil einer erweiterten Intelligenz genutzt werden.

Andererseits ist es nötig, die Ergebnisse von Reflexion wieder in den Prozess von Nicht-Reflexion zu überführen, d.h. in einen Zustand von Wahrnehmung, der nicht trennt zwischen bewegendem Ich und bewegtem Leib. An diesem Punkt des Lernprozesses nimmt man Verhalten nur noch wahr, ohne einzugreifen; d.h., es wird der Intelligenz des Leibes überlassen, sich gestisch auszudrücken. Nur durch diese Art des Loslassens werden neue Formen des Verhaltens wirklich integriert.

1.2. Der sanfte Wille

Eine weitere wesentliche Rolle spielt der sanfte Wille, das Tun durch Nicht-Tun.

Die eigene Intention (der Wille) wirkt merkwürdigerweise dann am effektivsten (und mühelosesten), wenn die Person sich wenig oder gar nicht mit ihrer Absicht identifiziert, also innerlich frei bleibt. Dieser „weiche" Wille und der Unterschied zum – meist gewohnten – „harten" Willen können in folgenden beispielhaften Übungen erfahrbar werden. Jede Übung wird in zwei Durchgängen gemacht: im ersten Durchgang bedient man sich des harten Willens, im zweiten des weichen.

Übung 1

Im ersten Durchgang hält der Praktizierende einen Arm des Klienten mit den Händen fest. Dieser versucht sich zu befreien.

Im zweiten Durchgang richtet der Klient beim Befreiungsversuch seine Aufmerksamkeit auf etwas im Raum oder auf seinen anderen Arm.

Übung 2:

Im ersten Durchgang hält der Praktizierende einen Stab mit beiden Händen, das eine Ende horizontal auf den Klienten gerichtet. Dieser versucht, mit dem Zeigefinger das Stabende und damit den Praktizierenden von sich weg zu schieben.

Im zweiten Durchgang stellt der Klient sich während seines Tuns vor, dass er mit dem Finger auf etwas *hinter* dem anderen Menschen Befindliches zeigt, oder dass dieser von hinten nach rückwärts gezogen wird, oder der Klient richtet während der Aktion seine Aufmerksamkeit auf seine andere Hand.

Übung 3:

Die Klientin versucht die Praktizierende, die vor ihr steht, mit der Hand seitwärts wegzuschieben.

Im zweiten Durchgang stellt sie sich während der Bewegung vor, sie würde Blätter von einem Tisch wischen.

1.3. Verschiedenes

- Die Klientin nicht „über ein Hindernis tragen", sondern führen. Denn bewältigen muss er das Hindernis selber.
- Wenn der Klient in einer physisch und/oder seelisch stressigen Situation in ein altes Muster regrediert, soll er das neue Muster bewusst ausprobieren, um „alte" Gefühle in der neuen Haltung zu erleben. Er wird merken, dass das nicht geht. Die neue Haltung verbindet sich mit einer neuen Selbst-Erfahrung. Dadurch kann sie effektiver zu einem Teil der Persönlichkeit des Klienten werden.
- Es ist sehr entlastend, sich zu erlauben, – je nach Situation, Stimmung usw. – bewusst (!) mal das alte und mal das neue Muster eines Bewegungsablaufes bzw. einer Haltung zu wählen. Diese Wahlfreiheit ist an sich schon ein Fortschritt, man gewinnt an Bewusstheit und Autonomie gegenüber einem früher eher unbewusst und automatisch abgelaufenen Verhalten. Darüber hinaus würde man ohne diese entlastende Möglichkeit - selbst bei bestem Willen - neu erfahrene Bewegungsmöglichkeiten im Alltag vermutlich unbewusst sabotieren, da sie den eigenen Gefühlen nicht gerecht würden.
- Gemeinsam klären, was die Klientin für das Neue motivieren kann (Fragen des Wohlbefindens, der Ästhetik, der Symptomfreiheit, der sozialen Beziehungen usw.).

2. Psychologische Barrieren

Ein Bewegungslehrer benötigt psychologisches Geschick, um Veränderungsprozessen beim Klienten den Weg zu bereiten. Er muss dabei mit seelisch bedingten Schwierigkeiten des Klienten rechnen, mit Barrieren, die einer Veränderung entgegenstehen.

Typische Barrieren können sein:

- Der Klient ist nicht bereit, eigenverantwortlich mitzuarbeiten.
- Die Klientin neigt dazu, Probleme zu marginalisieren oder zu verdrängen.
- Es mangelt an Einsicht in Wechselwirkungen zwischen Bewegungsproblemen und seelisch-sozialen Zusammenhängen.
- Fehlende Entspannungsfähigkeit beeinträchtigt die volle Umsetzung des Angestrebten.
- Das leibliche Spüren/Wahrnehmen droht den Klienten mit schmerzhaften Gefühlen zu konfrontieren.

  Es können z.B. Gedanken auftauchen wie: *„Ich komme mir in dieser Haltung zu stolz vor", „So dynamisch zu sein ist mir unangenehm", „Ich mag meinen Busen nicht so sichtbar werden lassen", „Gegen Rückenschmerzen sollte man den Bauch einziehen"* usw. Es führt dann nicht weiter, entweder keine Rücksicht auf die eigenen Gefühle zu nehmen oder diesen Gefühlen und mentalen Annahmen nachzugeben und beim alten Muster zu bleiben.
- Klienten haben oft ungeprüfte Annahmen über sich, ihren Körper usw. Diese sind als solche den Klienten oft nicht bewusst und halten sie in bestimmten Fixierungen von Struktur und Bewegung fest.
- Wenn das Körperimage der Klientin (siehe S. 8 und 54 f.) einer veränderten Haltung und Bewegung widerspricht, so ist dies ein Hindernis, das Neue anzunehmen, zu verinnerlichen.
- Es kann eine falschen Einschätzung der Eigenwirkung auf andere Menschen geben. So ist ein „Handicap" wie z.B. eine skoliotische Wirbelsäule in vielen Fällen von anderen nicht in dem Maße wahrnehmbar, wie von den Betroffenen oft befürchtet. Mitmenschen sehen (bewusst oder unbewusst) viel mehr auf die Art, wie ein Mensch sich bewegt. Kaschierendes Verhalten macht andere überhaupt erst auf das Handicap aufmerksam.

- Der Mensch neigt dazu, Neues mit gewohnten Erfahrungen und Konzepten abzugleichen (z.B. *Das kenne ich schon*) oder von vornherein abzuwerten, damit das eigene Selbstbild und das gewohnte Sich-Fühlen nicht in Frage gestellt werden müssen (z.B. *Das fühlt sich fremd und ungewohnt an*).
- Die Person hat im Laufe ihres Lebens die Einstellung erworben *Nimm dich nicht so wichtig!* und blockiert durch diese Einstellung unbewusst ihre Eigenwahrnehmungsfähigkeit.
- Es liegt ein Übertragungsphänomen vor (siehe S. 108 f.) und die Klientin geht in den Widerstand.
- Der Widerstand kann auch das Resultat des Verhaltens des Praktizierenden sein (Gegenübertragung, siehe S.108 f.).
- *Mit* der Schwerkraft zu gehen, sich dem Erdboden und seiner Stützkraft anzuvertrauen bedeutet für viele Menschen eine Konfrontation mit subtilen Ängsten biografischen Ursprungs, z.B. Existenzangst.

  Diese Ängste sind oft nur subtil wahrnehmbar und äußern sich in übermäßiger Muskelarbeit und vegetativen Reaktionen wie Schweißausbruch und Herzklopfen.

  Im Verlauf des Praktizierens kann jedoch über das Erforschen von Leibesempfindungen und Ich-Wahrnehmungen eine neue Erfahrung möglich werden, die nicht nur das Leibesgefühl einer leichten Bewegung, sondern auch seelisch-geistige Aspekte erfasst. Es kann ein inneres Loslassen von alten Fixierungen und Identifikationen erlebt werden.
- Menschen, die sich als spirituell verstehen, haben manchmal die Tendenz zur Weltflucht. Für sie kann es wichtig sein, zu realisieren, dass die Öffnung zum Spirituellen (Leichte) voraussetzt, dass Mensch sich dem Erdendasein (Schwere) stellt.

  Es ist dies das Paradox des Leibes: „Man kann nicht über den Körper hinausgehen, bevor man ihn nicht befreit hat." (*Ida Rolf*). Je freier der Körper wird, desto unwichtiger wird er; er beginnt auf eine Art zu „verschwinden". Es kann sein, dass Mensch auf diese Weise zu ahnen beginnt, dass sein Geist vom physischen Körper nicht vollständig abhängig ist.

Anzeichen einer Barriere können sein:

- Festhalten an gewohnten Mustern.
- Kritiksucht, Nörgelei, Besserwisserei, Skepsis
- Intellektualisieren als Abwehr gegen das Spüren.
- Somatisieren (z.B. Kopfweh)
- Die Person verliert ein Symptom, kreiert dafür ein anderes. Sie braucht ein Leiden. Mögliche Motive: Sich wichtigmachen, Hilfe bekommen, ernstgenommen werden u.a.
- Ständige Benutzung des *„man"*, statt des *„ich"*.
- Eine Person sagt: *„Ich kann nicht"*. Dahinter steht: *„Ich will nicht."*
- Die Person füllt den neu gewonnenen Raum nicht aus, sondern verkrampft.
- Die Person kooperiert verbal durch Zustimmung oder Schmeichelei, tatsächlich aber arbeitet sie praktisch nicht mit, vermeidet die Eigenarbeit.
- Scheinbar totaler Nicht-Widerstand: Die Person ist teilnahmslos. Nichts berührt sie, das Gewebe ist schlaff.
- Manchmal scheint es nur so, als ob ein Klient nichts annehmen will. Er nimmt es u.U. erst später an, weil er zunächst bestrebt war, sein Gesicht und seine Ebenbürtigkeit zu wahren.

3. Umgehen mit Barrieren

Widerstände

- Widerstände respektieren. Denn Widerstand gegen Widerstand verstärkt ersteren. Stattdessen Verständnis zeigen. Nur so kann das Gefühl, das dem Widerstand zugrunde liegt, gefunden und bearbeitet werden.
- Wenn der Praktizierende Widerstand nicht respektieren kann (z.B. ärgerlich oder beleidigt ist), dann liegt bei ihm eine Projektion vor (Übertragung).
- Widerstände gilt es gegebenenfalls ins Bewusstsein zu heben, damit es möglich wird, unvoreingenommen Neues zu erleben, zu erproben. Wenn ein Mensch Widerstände loslassen kann, ist er in der Lage, seine Aufmerksamkeit ganz auf die Bewegung(sübung) zu richten. Man kann geradezu von einer erforderlichen „Selbstvergessenheit" sprechen.
- Widerstand kann zum Kompromiss zwischen Realität des Klienten und den Intentionen der Praktizierenden zwingen.
- Wenn eine Person gern das Gegenteil dessen tut, worum man sie bittet: das unerwünschte Verhalten „befehlen" (indirekte Technik nach *Milton Erickson*)
- Es ist besser, der Klientin zu sagen, was man von ihr will als zu sagen, was man *nicht* will. Beispiel: *Erlaube Dir, die Schultern sinken zu lassen* statt *Ziehe die Schultern nicht nach oben*. Hintergrund: Verneinende Aussagen provozieren oft das Gegenteil des Gewünschten. Denn erst wird zwangsläufig das zu Vermeidende (das Hochziehen der Schultern) gedacht und damit unbewusst getan werden, bevor die Verneinung gedacht und ausgeführt werden kann (die Schultern nicht hochziehen).
- Wenn eine Klientin die neue Bewegungsmöglichkeit als „ungewohnt" oder „fremd" bezeichnet, fragen, wie es ist, etwas Ungewohntes zu tun. Auf die Antwort entsprechend eingehen. Gegebenenfalls der Klientin erklären, dass sie im Moment nicht einen neuen *Ist-Zustand* spürt, sondern die *Differenz* zwischen aufeinanderfolgenden Ist-Zuständen, und dass daher das vielleicht etwas unkomfortable Gefühl entsteht.
- Über Ängste einer Klientin offen und empathisch reden.

- Die Formulierung *Ich will versuchen...* ist irreführend. Entweder man tut etwas oder man tut es nicht. Etwas lediglich zu versuchen, das gibt es nicht. Wenn ich etwas tun möchte und es nicht tue, sollte ich herausfinden, warum nicht. „*Ich versuche...*" leugnet die Verantwortung für das eigene Tun und fördert damit eine Selbsttäuschung.

Glaubenssätze und Überzeugungen

Gegebenenfalls mit dem Klienten seine Glaubenssätze und Überzeugungen (über Symptome, das Leben usw.) hinterfragen. Diese Glaubenssätze sind Abstraktionen - in Form von Interpretationen und Begrifflichkeiten, die ihren Ursprung in sensorischen und seelischen Wahrnehmungen haben. Die Herkunft der Glaubenssätze und Überzeugungen ist dem Betreffenden jedoch häufig nicht bewusst. Im Gespräch kann die Praktizierende mit Nachfragen versuchen, schrittweise die ursprünglichen Wahrnehmungen freizulegen. (Siehe S. 102)

Anhang

Literatur

Assagioli, Roberto: Handbuch der Psychosynthese, Zürich 2004

Bauer, Joachim: Das Gedächtnis des Körpers. Wie Beziehungen und Lebensstile unser Immunsystem steuern, München 2006

Bernstein, Douglas A. / Borkovec, Thomas D.: Entspannungstraining. Handbuch der Progressiven Muskelentspannung nach Jacobson, Stuttgart 2019

Brecklinghaus, Hans Georg: Interview mit *Carlos Repetto*, in: Rolf Lines, Boulder/Col. (USA) Spring 1997

Brecklinghaus, Hans Georg: Handbuch für Strukturelle Integration – Band 1. Atem; Bewegung, Freiburg 2021

Brecklinghaus, Hans Georg: Handbuch für Strukturelle Integration – Band 3. Manuelle Arbeitsweisen und Techniken, Freiburg 2021

Brecklinghaus, Hans Georg: Handbuch für Strukturelle Integration – Band 4. Paradigma und Prämissen; Arbeitsstrategie und ihre Regeln; Die Serie von zehn Grundsitzungen; Dr. Ida P. Rolf, Freiburg 2022

Broich, Ingvo: Sprache, Körpersprache, Grundfunktionen, Herbolzheim 2007

Danzer, Gerhard: Personale Medizin, Bern 2013

Dethlefsen, Thorwald: Krankheit als Weg, München 2000

Ekman, Paul: Gefühle lesen. Wie Sie Emotionen erkennen und richtig interpretieren, München 2004

Ekman, Paul: Weshalb Lügen kurze Beine haben, Berlin 1989

Flensburger Hefte III/2000: Träume. Was wollen sie uns sagen?, Flensburg 2000

Gendlin, Eugene T.: Focusing. Technik der Selbsthilfe, Salzburg 1981

Glas, Norbert: Gang und Haltung des Menschen, Stuttgart 1981

Glas, Norbert: Mimik. Das bewegte Antlitz, Stuttgart 1985

Glas, Norbert: Das Antlitz offenbart den Menschen (Bd. 1 und 2), Stuttgart, 1976 und 1979

Glas, Norbert: Die Füße offenbaren den menschlichen Willen, Stuttgart 1982

Haarbrücker, Detlef: Untersuchung von psychischen Prozessen während und nach der Bindegewebsbehandlung Structural Integration, Diplomarbeit Psychologie, Hamburg 1983

Harvey, Bill: Rolfing in a Psychiatric Facility, in: Rolf Lines, Boulder/Col. (USA) Summer 1997

Harvey, Bill: Interview with *Peter Levine* and *Bill Smythe*, in: Rolf Lines, Boulder/Col. (USA) April 1991

Heusser, Peter: Anthroposophie und Wissenschaft. Eine Einführung, Dornach 2016

Keleman, Stanley: Verkörperte Gefühle, München 1992

Kurtz, Ron / Prestera, Hector: Botschaften des Körpers. Bodyreading, München 1979

Kurtz, Ron: Körperzentrierte Psychotherapie. Die Hakomi Methode, Essen 1985

Kurtz, Ron: Umgang mit Emotionen, Transskript eines Vortrages am Rolf Institut, Boulder/Col. (USA) 1992

Lausberg, Hedda: Der Körper in der Psychotherapie, Stuttgart 2022

Levine, Peter A.: Adaptive growth and body rhythm: Reich and Rolf, Paper 1975

Levine, Peter A.: Trauma-Heilung. Das Erwachen des Tigers, Essen 1998

Levine, Peter A.: Vom Trauma befreien, München 2011

Levine, Peter A.: Sprache ohne Worte, München 2012

Molcho, Samy: Körpersprache, München 1983

Molcho, Samy: Körpersprache als Dialog. Ganzheitliche Kommunikation in Beruf und Alltag, München 1988

Molcho, Samy: Körpersprache der Kinder, München 1999

Neef, Ursel / Henkel, Georg: Psychosynthese systemisch-integrativ, Hamburg 2014

Nummenmaa, Lauri / Glerean, Enrico / Hari, Riitta / Hietanen, Jari K.: Bodily maps of emotions, Proceedings of the National Academy of Sciences (PNAS), USA 2013

Oschman, James L.: Trauma energetics, in: Journal of Bodywork and Movement Therapies, (2000) 10

Perls, Fritz: Grundlagen der Gestalttherapie, München 1979

Petzold, Hilarion G. / Sieper, Johanna: Leiblichkeit als Informierter Leib embodied and embedded – Körper-Seele-Geist-Welt-Verhältnisse in der Integrativen Therapie, Internetzeitschrift für Integrative Therapie, Ausgabe 21/2012

Reich, Wilhelm: Charakteranalyse, Frankfurt a.M. 1973

Sattler, Johanna Barbara: Der umgeschulte Linkshänder oder Der Knoten im Gehirn, Hamburg 2023

Scheurle, Hans Jürgen: Das Gehirn ist nicht einsam. Resonanzen zwischen Gehirn, Leib und Umwelt, Stuttgart 2013

Schöffler, Heinz Herbert (Hrsg.): Der Kampf um das Menschenbild. Das achte ökumenische Konzil von 869 und seine Folgen, Dornach 1986

Schnarch, David: Die Psychologie sexueller Leidenschaft, München 2009

Schopper, Christian: Traum überwinden. Ein Handbuch für Therapeuten und Betroffene, Stuttgart 2018

Schultz, J.H.: Autogenes Training. Das Original-Übungsbuch, 2020

Schulz von Thun, Friedemann: Miteinander reden, Bd.1-3, Reinbek 1993

Schutz, Will /Turner, Evelyn: Body Fantasy, New York 1977

Siemers, Charles G. / Eaton, Martha B.: Rolfing and psychotherapy with a psychotic client

Siems, Martin: Dein Körper weiß die Antwort. Focusing als Methode der Selbsterfahrung, Reinbek bei Hamburg, 1986

Smith, Fritz Fredrick: Innere Brücken. Handbuch der Lebensenergie und Körperstruktur, Oldenburg 1990

van Doorn, Manfred: Sexualität zwischen Geist und Sinnlichkeit, Stuttgart 1999

Weinberg, Robert S. / Hunt, Valerie V.: Effects of Structural Integration on state-trait anxiety, in: Journal of Clinical Psychology, April 1979, Vol. 35, No. 2

Weiss, Halko / Benz, Dyrian: Auf den Körper hören. Hakomi-Psychotherapie, München 1987

Wikoff, Johanina / Sage, Gene: Dialogue between a Rolfer and a Reichian Therapist, in: Massage & Healing Arts Magazine, Issue 10, S. 22 ff.

Nachweis der Abbildungen

Hans Georg Brecklinghaus: 1.1, 1.2, 4.1, 6.1, 7.1, 7.2, 7.3, 7.4, 7.5, 8.2, 8.3, 8.4, 8.5

Biodynamic Instituts Kopenhagen: 2.1, 2.2

Laura Nummemaa: 3.1, 3.2

Peter Gaymann: 0.1

Ron Kurtz: 5.1

United Feature Syndicate, Inc.: 4.2

Wir haben uns bemüht, alle Urheber zu finden, was aber nicht in jedem Fall möglich war.

Weitere Bücher des Autors

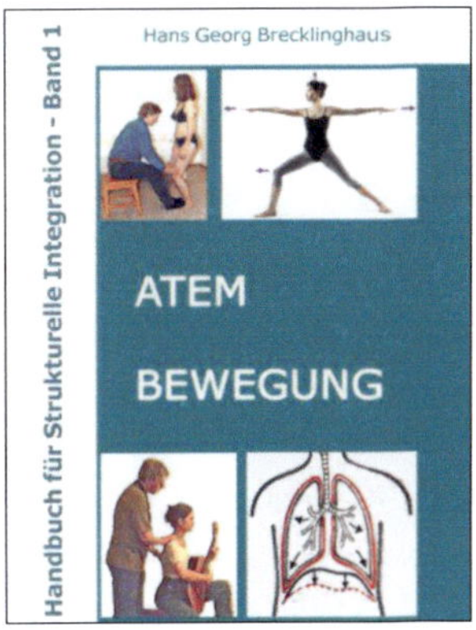

Hans Georg Brecklinghaus

Handbuch
für Strukturelle Integration
Band 1
Atem; Bewegung

410 Seiten, 232 Abb.

Lebenshaus Verlag

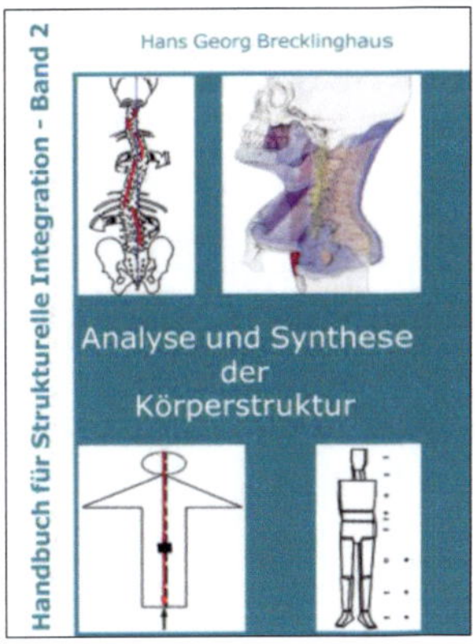

Hans Georg Brecklinghaus

Handbuch
für Strukturelle Integration
Band 2
Analyse und Synthese
der Körperstruktur

316 Seiten, 137 Abb.

Lebenshaus Verlag

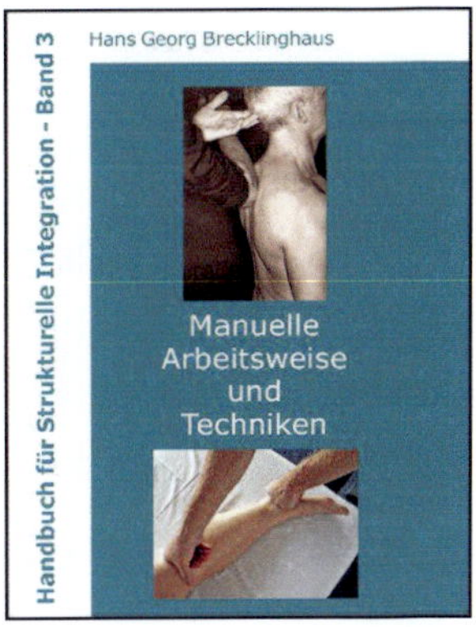

Hans Georg Brecklinghaus

Handbuch
für Strukturelle Integration
Band 3
Manuelle Arbeitsweise
und Techniken

320 Seiten, 427 Abb.

Lebenshaus Verlag

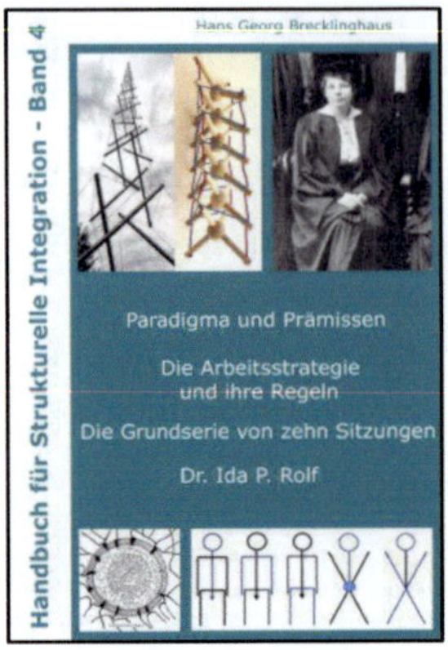

Hans Georg Brecklinghaus

Handbuch für Strukturelle Integration Band 4

Paradigma und Prämissen
Die Arbeitsstrategie und ihre Regeln
Die Grundserie von zehn Sitzungen
Dr. Ida P. Rolf

231 S., 38 Abb.

Lebenshaus Verlag

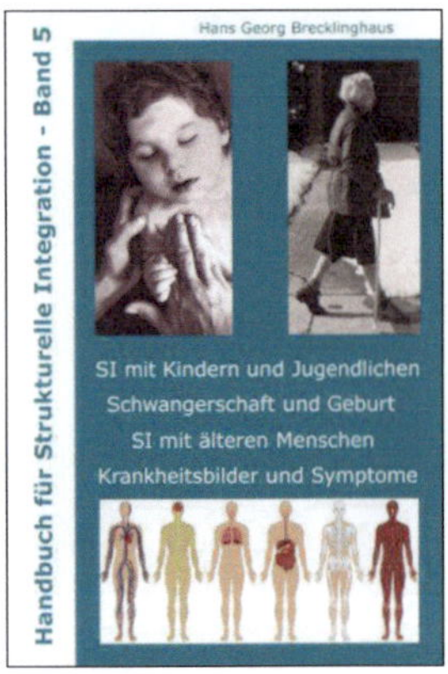

Hans Georg Brecklinghaus

Handbuch für Strukturelle Integration Band 5

SI mit Kindern und Jugendlichen
Schwangerschaft und Geburt
SI mit älteren Menschen
Krankheitsbilder und Symptome

188 S., 14 Abb.

Lebenshaus Verlag

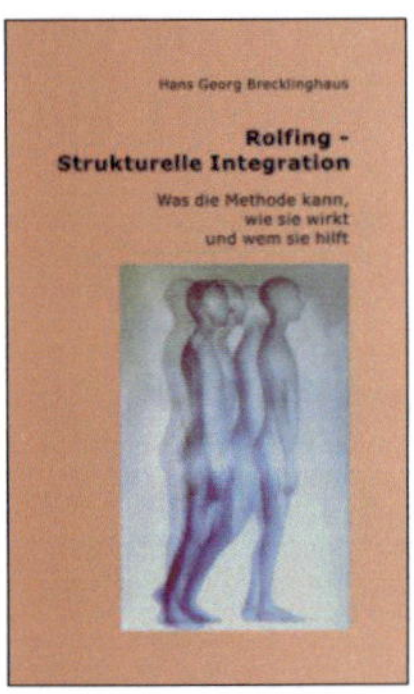

Hans Georg Brecklinghaus

Rolfing - Strukturelle Integration

Was die Methode kann, wie sie wirkt und wem sie hilft

152 S., 45 Abb.

Lebenshaus Verlag

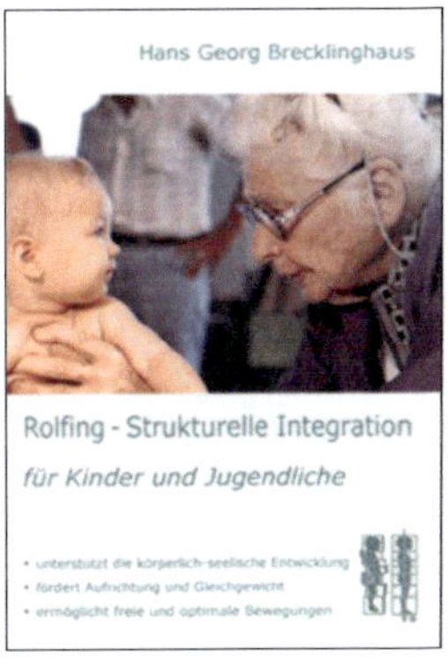

Hans Georg Brecklinghaus

Rolfing - Strukturelle Integration für Kinder und Jugendliche

120 S., 38 Abb.
Lebenshaus Verlag

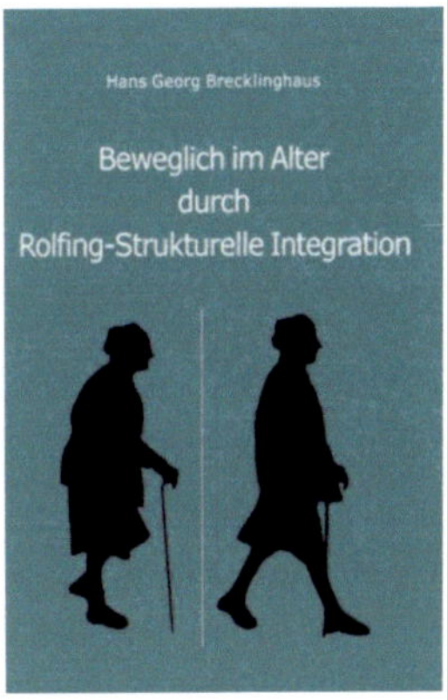

Hans Georg Brecklinghaus

Beweglich im Alter durch Rolfing - Strukturelle Integration

127 S., 45 Abb.
Lebenshaus Verlag

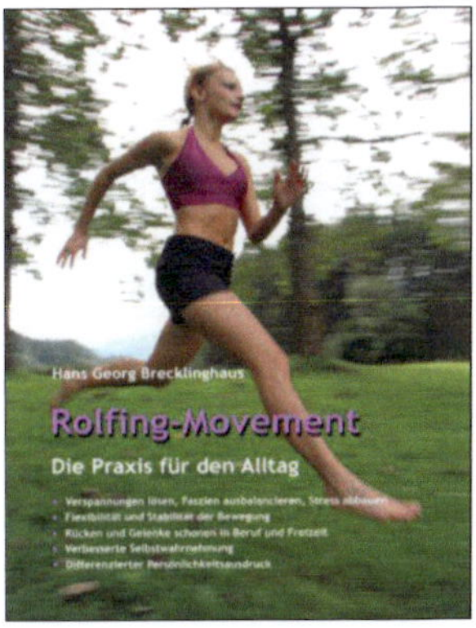

Hans Georg Brecklinghaus

Rolfing-Movement

Die Praxis für den Alltag

326 S., 233 Abb.
Lebenshaus Verlag

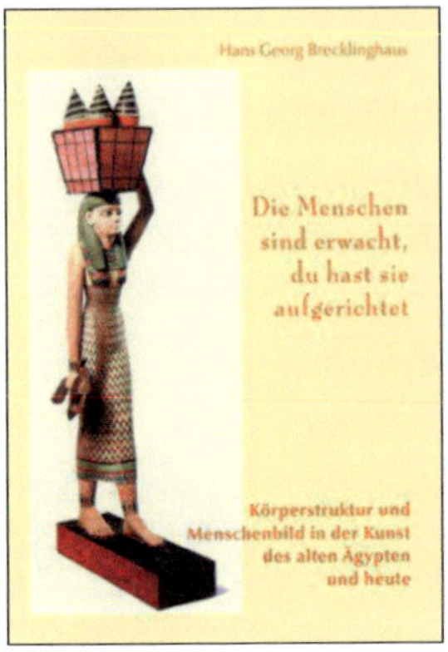

Hans Georg Brecklinghaus

Die Menschen sind erwacht, du hast sie aufgerichtet

Körperstruktur und Menschenbild in der Kunst des alten Ägypten und heute

376 S., 109 Abb.

Lebenshaus Verlag